U0286683

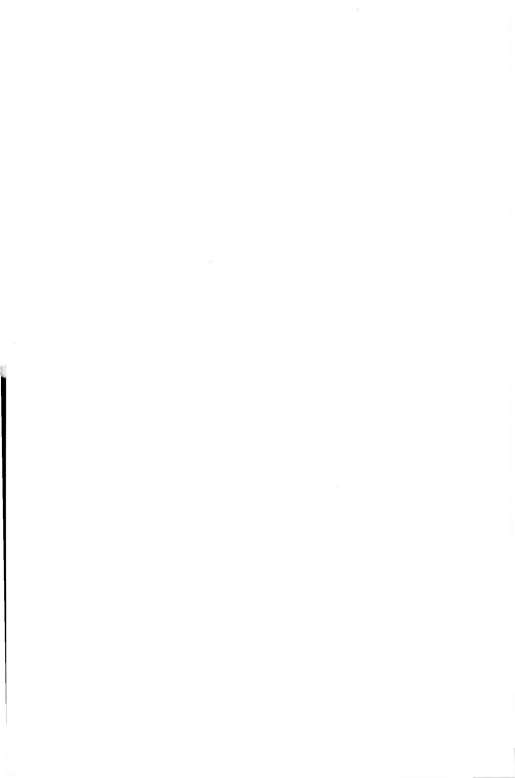

儿童白血病百问百答

向日葵儿童◎编著

清华大学出版社
北京

图书在版编目（CIP）数据

儿童白血病百问百答 / 向日葵儿童编著. — 北京：清华大学出版社，2020.4（2024.9重印）

（向日葵儿童科普丛书）

ISBN 978-7-302-54635-1

Ⅰ.①儿…　Ⅱ.①向…　Ⅲ.①小儿疾病－白血病－防治－问题解答　Ⅳ.①R733.7-44

中国版本图书馆CIP数据核字（2019）第292676号

责任编辑：胡洪涛　王　华
封面设计：于　芳
责任校对：王淑云
责任印制：沈　露

出版发行：清华大学出版社
　　　　　网　　　址：https://www.tup.com.cn, https://www.wqxuetang.com
　　　　　地　　　址：北京清华大学学研大厦A座　　　邮　　编：100084
　　　　　社 总 机：010-83470000　　　　　　　　邮　　购：010-62786544
　　　　　投稿与读者服务：010-62776969, c-service@tup.tsinghua.edu.cn
　　　　　质量反馈：010-62772015, zhiliang@tup.tsinghua.edu.cn
印 装 者：三河市龙大印装有限公司
经　　销：全国新华书店
开　　本：145mm×210mm　　印　　张：6.5　　字　　数：144千字
版　　次：2020年4月第1版　　　　　　印　　次：2024年9月第11次印刷
定　　价：39.90元

产品编号：086140-01

在我国的医疗环境建设中，医患沟通一直是国家关注、群众关心的问题。中共中央、国务院印发的《"健康中国 2030"规划纲要》中特别指出，要"加强医疗服务人文关怀，构建和谐医患关系"。

大家去医院时可能有过体会。医学是门非常专业的学科，很多患者平时很少能接触到这方面的可靠知识，因此都很希望医生多解释几句。但由于人口基数大，患者数量多，医生在门诊能够和每位患者交流的时间相当有限。很多时候，不是医生不想和患者多沟通，而是实在没有足够的时间和条件来做到这些。这就有可能造成患者对医生一些决定和建议的不理解，有时甚至会造成更为严重的误会。

怎么解决这个问题？大力加强科普是一个重要的手段。

造成医患之间不理解的原因之一，是医学知识的高门槛，大众很容易被生活中流传的健康类谣言所误导。在一些科普做得比较好的地方，有专业的医学机构或公益组织将专业的知识转化为老百姓容易理解的形式，为大众提供可靠又好懂的信息来源。患者理解了相关的科学知识，自然也就更容易理解医生的治疗决定，和医生沟通起来也更容易，效率更高。

党和国家一直非常重视科普事业的发展，"十三五"规划明确提出，要普及科学知识，推动全民阅读，公民具备科学素质的比例要超过 10%。2016 年 5 月 30 日，习近平总书记在"科技三会"上指出："科技创新、科学普及是实现创新发展的两翼，要把科学普及放在与科技创新同等重要的位置。"2017 年，党的十九大也对科普工作提出了要求："弘扬科学精神，普及科学知识。"

在党和国家的重视下，近年来，许多科普工作都在热火朝天地开展，并涌现出了像"向日葵儿童"这样以科普为己任的优秀公益项目。自成立以来，"向日葵儿童"在儿童肿瘤科普方面进行了大量高质量的工作。《儿童白血病百问百答》是他们正式出版的第一本科普图书，值得热烈祝贺！

"向日葵儿童"的发起人李治中博士在杜克大学读书时与我相识。自那时起，他在进行杰出的癌症生物学研究的同时，已显示出对大众进行癌症知识科普的兴趣。我非常支持治中回到中国专心做癌症科普的工作。

做好科普工作，尤其是医学类的科普工作并不容易，这需要将科学理性的处事态度、扎实严谨的专业知识、灵活有效的沟通技巧融合在一起，治中恰好拥有所有这些特质。更为可喜的是，在他的带动下，有越来越多有能力的年轻人加入"向日葵儿童"这样的专业科普项目，这对中国科学精神的普及、大众健康的提高都有非常重要的意义。

儿童白血病，是一个许多人不太了解的疾病。但事实上，中国每年有大约 1.5 万个未成年人被新诊断出白血病，这并不是一个小数字。国家也非常重视这个问题。2019 年 8 月，国家卫生健康委员会等五部门联合发布了《关于开展儿童血液病、恶性肿瘤医疗救治及保障管理工作的通知》，强调了政府开展包括白血病在内的儿童大病保障工作的重要性。

"向日葵儿童"编写的这本书，将在科普层面，为白血病患儿及其家庭提供至关重要的帮助。

这本书有几大特点。

一是实用。它以家长的视角组织设计问题答疑，涵盖儿童白血病从发现到治愈过程中可能遇到的各种疑问，涉及患儿诊疗与生活的方方面面。

二是易懂。这本书一问一答的形式，非常浅显和简明，没有什么门槛，很容易理解。

三是可靠。这本书的作者是专业的公益科普团队，同时还邀请了 20 多名儿童白血病相关领域的专家对全书进行审核，确保了内容的科学性和准确性。

当前，我国关于儿童白血病方面的科普书籍很少，《儿童白血病百问百答》填补了这个空白。相信这本书能为患儿及其家庭提供有益有用的信息，提升大众对儿童白血病的科学认知，促进医患之间的相互理解，为建设和谐美好的医疗环境添砖加瓦。

中国科学院外籍院士

美国杜克大学医学中心肿瘤生物学终身讲席教授

王小凡

当孩子诊断为白血病的那一刻，很多家长涌上心头的是震惊与无助：

"怎么回事？孩子为什么会得白血病？能治好吗？"

实际上，儿童白血病的治愈率远高于成人白血病，最常见的儿童急性淋巴细胞白血病，治愈率在 70% 以上，有些地方甚至可以达到 90% 以上。

但对于家长来说，这样的信息该去哪里找？与此同时，孩子白血病的治疗过程中也伴随着很多的疑问：

儿童白血病会遗传吗？

儿童白血病需要动手术吗？

治疗期间有什么不能吃的吗？

是否需要如实告诉孩子患病的情况？

…………

您手中这本书的诞生，就是为了解答家长们经常遇到的这些问题。

这本书收集了儿童白血病相关的两百多个常见疑问和答案，用简明易懂的一问一答形式，解开大家心中的疑惑。这些问答共分为七大部分：病因篇、症状篇、诊断篇、治疗篇、副作用篇、护理篇、心理篇。

值得强调的是，20 多位相关领域的出色专家参与了本书的内容审核。他们中有专长于儿童白血病治疗的临床医生，有为患儿进行营养评估和干预的临床营养师，还有专注于癌症患者心理健康的心理咨询师。书中的每一部分，每一个问答，都被反复斟酌，就为了保证家长们能够得到科学、准确的信息。

病因篇讲的是孩子为什么会得白血病。比如，电磁辐射会导致白血病吗？装修会导致白血病吗？这些生活中常见的疑惑，都会一一得到解答。

症状篇讲述了儿童白血病常见的症状和表现，让家长了解哪些情况需要引起重视，及时就医。

诊断篇讲的是儿童白血病的类别、诊断时需要做的检查。比如，什么是骨髓穿刺？为什么要检查染色体？

治疗篇囊括了针对白血病治疗方法的常见疑惑。比如，治疗初期该怎样和医生沟通？需要保留哪些记录？治疗过程要多久？分为几个阶段？什么情况下需要进行造血干细胞移植？靶向疗法和CAR-T疗法[1]，又分别是什么？这部分内容可以让您对儿童白血病的治疗有一个基本的认识和了解，从而可以更好地和医生沟通，并理解医生的治疗决定。

副作用篇讲述了药物和治疗可能引起的副作用，包括疼痛。对副作用有了客观的了解，家长就可以更好地和医生沟通，配合医生预防或应对副作用的发生。

护理篇讲的则是家长如何照顾罹患白血病的孩子。怎样做好预防措施，防止孩子感染？如何保证孩子的营养？孩子口腔溃疡怎么办？PICC[2]置管后，有什么需要注意的地方？……一桩桩、一件件，护理篇里都讲得清清楚楚，即使在家，也能用科学的方法照顾好孩子。

---

1 CAR-T 疗法：chimeric antigen receptor T-cell immunotherapy，嵌合抗原受体 T 细胞免疫疗法。
2 PICC：peripherally inserted central venous catheter，经外周静脉穿刺的中心静脉导管。

最后的心理篇，重点关注孩子和家长会面对的患病带来的心理冲击。要不要告诉孩子患病的实情？该怎么讲？家长自己如何调节情绪？这些您都可以找到解答。积极乐观的心态可以帮助孩子战胜疾病。

希望这本书，能够在孩子的治疗过程中，为整个家庭点燃一盏科学与希望的明灯，照亮通往美好未来的路。

专业点燃希望！

向日葵儿童公益团队

目　录

治疗篇　儿童白血病如何治疗？ / 23

● 治疗初期的常见疑问 / 24

病因篇

孩子为什么会得白血病?

哪些因素会导致儿童白血病?

白血病的患病过程和其他癌症一样，是一个复杂的生物学现象，属于一个多因素、多基因、多阶段的过程。目前，儿童白血病确切的发病原因及机制尚未明确，只有非常少数的孩子可以明确追溯到发病原因。现有研究显示，白血病的发生与放射性物质接触、化学品接触、病毒感染、环境因素以及遗传因素有关。白血病的发生和生活环境污染可能存在相关性，但是目前证据还不足。

目前相关的致病因素有：

（1）电离辐射　　（2）化学品接触

（3）病毒感染　　（4）遗传因素

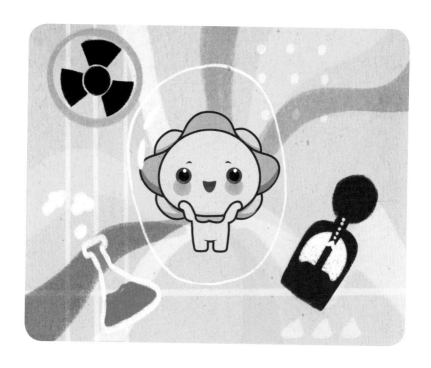

电磁辐射会导致白血病吗？

电磁辐射广泛存在于日常生活中，比如可见光、手机、微波炉等。虽然电离辐射是电磁辐射的一种，但目前认为绝大多数的电磁辐射都是安全的。没有证据显示手机、微波炉、无线上网设备等日常辐射会增加白血病患病风险。

电离辐射会导致白血病吗？

电离辐射是电磁辐射的一种，主要是指核辐射（如日本原子弹爆炸、苏联切尔诺贝利核事故等）。医学上使用的 X 射线、伽马射线等也属于这一类。

已有研究表明，电离辐射确实会增加患白血病的风险。意外暴露于核辐射、大量接触职业性或医源性电离辐射会增加日后白血病患病的概率。

需要注意的是，电离辐射只有在累计剂量很大的时候，才会增加白血病的罹患风险。平时医院里进行的涉及电离辐射的医疗检查（如拍 X 线片、做 CT 检查等），其剂量通常不会达到致癌剂量，因此对一般人来讲是安全的。

哪些化学品会导致白血病？

研究表明，某些化学物质有明确的致白血病的作用。长期暴露于或接触苯及其衍生物的人群白血病发生率明显高于一般人群。亚硝胺类物质、保泰松及其衍生物、氯霉素等诱发白血病亦有报道。某些抗肿瘤细胞毒药物，如氮芥、环磷酰胺、甲基苄肼、依托泊苷（VP16）、替尼泊苷（VM26）等都有致白血病作用。因此，曾经因为其他肿瘤接受过化疗、特别是化疗联合放疗的肿瘤生存者，患继发性白血病的概率会升高。

装修会导致白血病吗？

在劣质的家居装修材料和儿童玩具中，常检出有残存过量的苯及衍生物、甲醛等已知致癌物，其中有些有挥发性的物质会散播到室内空气中，通过呼吸进入人体，因此也有可能增加白血病的致病风险。

病毒会导致白血病吗？

感染某些病毒会增加罹患白血病的风险，且大多为淋巴细胞白血病。比如，人类嗜 T 淋巴细胞病毒 1 型（human T-lymphotropic virus 1，HTLV-1）感染与某些淋巴系统肿瘤发病有关。

白血病会遗传吗？

虽然近亲中（父母、兄弟姐妹）有白血病患者的人患白血病概率会增高，但统计显示儿童白血病并没有明确的家族遗传倾向，不会在家族中遗传，也不会影响到其兄弟姐妹。因此，当家中某个孩子罹患白血病后，家长不用过于担心其他孩子会得白血病。

唯一例外的情况是同卵双胞胎，如果其中一个孩子在 1 岁前确诊白血病，家长一定要带另一个孩子去血液科做相关检查。除此之外，存在染色体畸变或先天性染色体组异常的人群（如 21- 三体综合征，即唐氏综合征）患白血病的概率高于正常人。

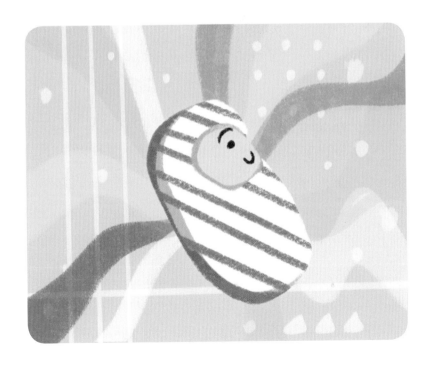

儿童白血病会传染吗？

白血病不会传染。即便是和病毒感染有关的白血病，发病机制也非常复杂，不会在人群中传染。接触白血病儿童是安全的，不用担心自己因此患上白血病。更需要注意的是接触白血病儿童的健康人自己的健康及卫生状况，以免导致白血病儿童发生感染。

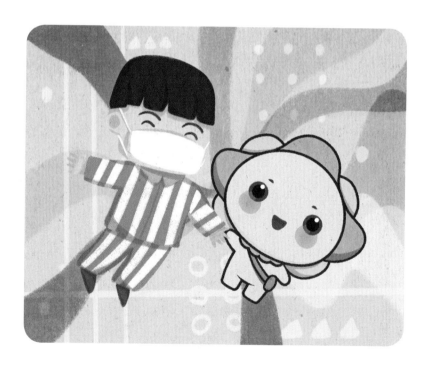

孩子得了白血病，是不是家长有什么地方做得不对？

在孩子不幸确诊白血病后，不少家长可能都会问自己这个问题。但其实，目前儿童白血病的病因还不是特别明确。孩子患白血病与家长的做法、主观想法之间通常并不存在因果关系。

而需要注意的是，如果家长一直陷入自我怀疑中，反而容易影响孩子的情绪，甚至影响孩子对治疗的配合度及治疗效果。因此，作为家长需要做的是调整好自己的情绪和心态，用积极客观的态度来面对生活。家长的积极心态会感染孩子，让孩子更有勇气和力量去对抗疾病，达到更好的治疗效果。

孩子有什么症状，可能是白血病征兆？

儿童白血病的主要症状是什么？

儿童白血病的四大主要症状为发热、贫血、出血以及白血病细胞浸润症状（即肝、脾、淋巴结肿大）。发病时间可长可短，短则几天，长则四五个月。一般急性表现为两周到两个月。

（1）发热：通常为38℃左右的中低热，使用抗生素无效；也可伴随感染，最常见的感染部位是呼吸系统，如表现为气管炎和肺炎，也可以是消化系统或者口腔黏膜的感染。

（2）贫血：可缓慢出现没有力气、面色苍白。年龄较大的孩子会诉说没力气或表现为上楼梯时气促；年龄较小的孩子会比平时更依赖大人抱。

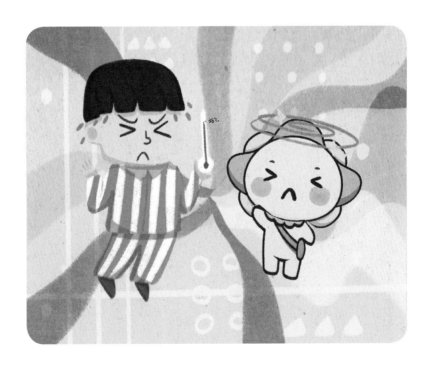

（3）出血：可以表现为皮肤黏膜的出血点和瘀斑；无明显诱因的流鼻血；消化道或者泌尿道的出血并不常见。

（4）白血病细胞浸润：表现为肝、脾、淋巴结肿大，纵隔淋巴结肿大严重者可压迫气管，造成孩子呼吸困难；白血病的浸润也可以发生在一些少见的部位，如眼眶、脑膜、睾丸或大脑。

此外，部分急性淋巴细胞白血病儿童可能会以关节痛为首发症状，激素可以暂时缓解症状。

儿童白血病导致的出血有什么特点？

儿童白血病的出血往往与血小板减少有关，通常表现为皮肤黏膜的出血点和瘀斑，以及无明显诱因的鼻出血或齿龈出血。但某些白血病细胞（例如 M3 型，即急性早幼粒细胞白血病）可以产生特殊的促凝物质，导致凝血功能失常，从而出现严重的全身重要器官活动性出血，一旦发生肺出血或脑内出血，死亡率极高。

儿童白血病导致的贫血有什么特点？

白血病发生贫血的原因主要是白血病抑制红系造血干细胞生成。由于儿童很少表达"乏力"的感受，发生贫血时，年龄较大的孩子仅表现为上楼时有些气促，年龄较小的孩子更多是比平时更喜欢让大人抱。

由于大多数情况下，贫血是逐渐发生的，天天与孩子在一起的家长往往对于这种慢慢出现的症状并不能很早发现，很多家长会认为孩子皮肤白皙，而没注意到是孩子贫血。

儿童白血病导致的关节痛有什么特点？

关节痛可以是急性淋巴细胞白血病患儿的首发症状，孩子血常规可能完全正常，容易被误诊为生长痛、风湿性关节炎和类风湿关节炎，应用激素后可暂时缓解。年龄小的孩子关节痛时，可能会表现为不愿下地走路。

儿童白血病导致的白细胞浸润会使哪些器官肿大？

白血病细胞的浸润可表现为各部位淋巴结、肝和脾肿大。睾丸和脑部也是白血病细胞容易侵犯的部位，特别是急性淋巴细胞白血病。此外，眼眶、齿龈或皮肤的浸润在急性髓细胞白血病也较为常见。

诊断篇

儿童白血病是如何检查诊断的?

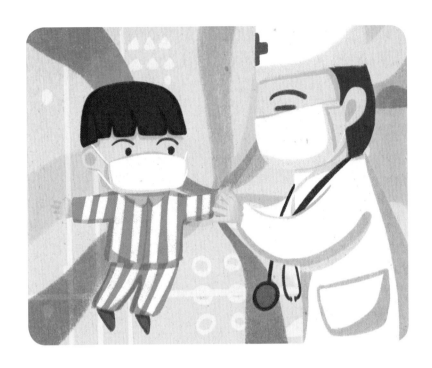

儿童白血病和成人白血病一样吗？

从发病机制、分型和治疗策略上来看，儿童白血病和成人白血病基本相同。但在儿童白血病中，急性淋巴细胞白血病发病比例更高，约占儿童白血病的 75%。而且相对于成人，儿童对化疗的反应更为敏感，需要造血干细胞移植的情况比成人更少。在国际及国内顶级儿童血液中心，急性淋巴细胞白血病标准危险组（简称标危组）5 年无病生存可达 85%~92%。总体来说，儿童白血病的治愈率是高于成人患者的。

儿童白血病是如何分类的？

不同类型白血病起病方式、表现形式以及自然病程都有各自特点，但其分类最主要依据是骨髓中白血病细胞的不同特征。急性白血病可按异常增殖的细胞类型分为急性淋巴细胞白血病（acute lymphoblastic leukemia，ALL，简称急淋）和急性髓细胞白血病（acute myeloid leukemia，AML，简称急髓、急非淋）两大类；慢性白血病也可分为慢性淋巴细胞白血病（chronic lymphocytic leukemia，CLL）和慢性髓细胞性白血病（chronic myelocytic leukemia，CML）两大类。儿童慢性淋巴细胞白血病罕见。

儿童白血病一般分期吗？

与实体肿瘤不同，白血病根据诊断标准判断是或者不是白血病，不分早期或者晚期。

儿童白血病是如何进行危险度分组的？

儿童白血病根据危险度分为低危（也称标危）、中危和高危三组，有部分分组方法还有极高危组[1]。危险度分组的目的是为了进行规范化的分层治疗，使患儿得到更恰当的治疗方案，避免治疗不足或者过度治疗。

1　疾病危险度分组包括低度危险组（简称低危组）、中度危险组（简称中危组）、高度危险组（简称高危组）和极高度危险组（简称极高危组）4种。并不是所有儿童白血病治疗方案的危险度分组都有极高危组。

分组的主要依据是白血病细胞的本身特征和孩子对化疗的早期反应。前者主要指白血病细胞的遗传学和分子生物学特征，后者通常用微小残留病变来表示。

什么是白血病的微小残留病变（MRD）？

微小残留病变（minimal residual disease, MRD）是指白血病患儿经过化疗后，体内残留不同数量白血病细胞的状态。MRD 的高低，反映了肿瘤细胞对化疗药物的敏感程度，MRD 越高，治疗效果越差，疾病越严重。因此目前制定治疗方案以 MRD 作为基础。若MRD 持续阳性，或由阴性转为阳性，通常预示着疾病复发风险增加。

MRD 检测一般通过骨髓穿刺来进行取样。MRD 检测通常有3 种方法：流式细胞分析、聚合酶链式反应（polymerase chain reaction ，PCR）和原位杂交。在国内，3 种方法均已经普及。二代测序方面的技术，包括深度测序和数字 PCR 用于 MRD 检测，也在尝试和临床试验中。

刚刚确诊儿童白血病时，能立刻得到分组结果吗？

刚刚确诊时，一般不能完全确定分组。儿童白血病的分组需要结合初次诊断时的白血病细胞特征和孩子对早期化疗的反应综合评估。而且在整个治疗过程中，可以根据微小残留病变（MRD）等的检测结果随时进行危险度的调整。

儿童急性淋巴细胞白血病"低危组"的概念是什么?

不同的治疗方案,危险度分组的标准并不相同。就某一特定治疗方案而言,"低危组"是预后最好的一组患者,其白血病细胞往往没有那些已知的预后不好的遗传学标志,患者的早期治疗反应也很好,故其使用的治疗方案也是强度最轻的。

儿童白血病的常规检查有哪些?

儿童白血病的确诊和分型主要参考临床症状、体征和骨髓细胞学检查结果及免疫分型。目前,白血病细胞的免疫分型、遗传学特征及分子生物学检测对疾病的诊断、危险度分组和预后判定意义重大。同时,医生也会进行其他辅助检查,如超声、胸片、血液生化等来评判孩子的身体情况及具体病情。

诊断儿童白血病时,胸片检查的目的是什么?

胸片检查的主要目的是了解有无纵隔淋巴结肿大或肿块;其次,有时也为了了解孩子有无肺部感染。

诊断儿童白血病时,腹部超声检查的目的是什么?

腹部超声检查的目的是了解肝、脾和腹腔内淋巴结肿大情况,以及有无腹腔和脏器包块等情况。

什么是骨髓穿刺?

骨髓穿刺(简称骨穿)是用一种特殊的针(骨髓穿刺针),将骨髓中的细胞抽出来的操作过程。抽出来的骨髓细胞可进一步进行细胞形态学、免疫学、细胞遗传学和分子生物学等检测。骨髓穿刺是实现对白血病确诊及进一步分型的有创检查手段,同时也是判断治疗效果的重要检查手段。

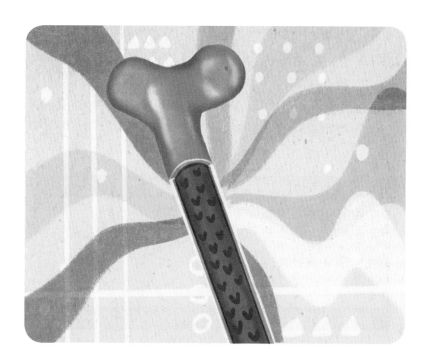

什么是腰椎穿刺？

腰椎穿刺（简称腰穿）是通过特殊的腰椎穿刺针，抽取患儿脑脊液进行细胞学等各项检查。在儿童白血病治疗中，腰穿主要用于检查孩子的中枢神经系统有没有出现病变，另外因为白血病很可能发生中枢神经系统白血病，由于血脑屏障的存在可以屏蔽化疗药物进入，因此在抽取孩子脑脊液进行检查的同时，还可能会注入化疗药物，治疗或预防中枢神经系统白血病。

为什么要检查染色体？

白血病细胞的染色体特征是疾病诊断和患者治疗危险度分组的重要依据。

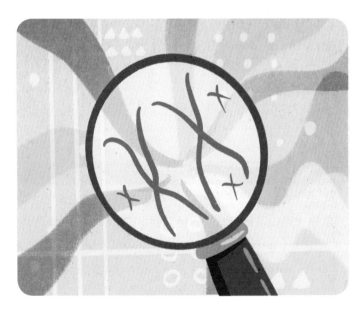

什么是多倍体?

多倍体是染色体异常的一种形式,此时染色体条数会比正常的二倍体细胞(46条)多。

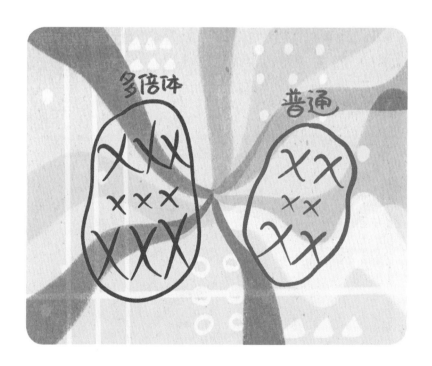

什么是亚二倍体?

亚二倍体是染色体异常的一种形式,正常细胞内染色体数目为46条。当染色体缺失,总数目少于正常的46条时称为亚二倍体。

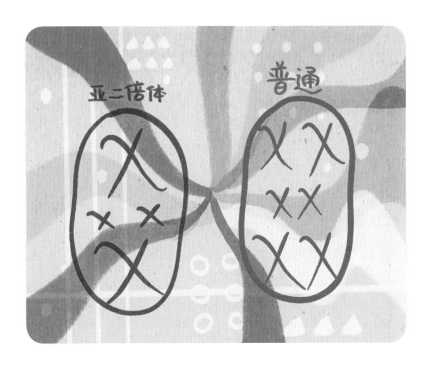

> **染色体报告里的数字和字母，比如 Trisomy 8，是什么意思？t(8;21)、t(16;16) 代表什么？**

　　Trisomy 8 是指 8 号染色体多出一条。t（8;21）、t（16;16）都是白血病细胞染色体异常的类型。t（8;21）代表 8 号和 21 号染色体（某个位置）在细胞中发生异常结合，在儿童急性髓细胞白血病中容易出现此类染色体异常。t（16;16），有时也以 inv（16）表示，表示 16 号染色体某个位置发生了重排，即染色体内部的结构顺序发生了改变。

MICM 分型是什么?

MICM 分型指的是一种对白血病进行分型的方法,具体指的是细胞形态学(morphology)、免疫学(immunology)、细胞遗传学(cytogenetics)和分子生物学(molecular biology)分型。这是目前国际上通用的白血病分型方法,一般通过骨髓穿刺和外周血化验来进行检查分型。对白血病进行精确的诊断分型是正确选用化疗方案的前提。

治疗篇

儿童白血病如何治疗？

治疗初期的常见疑问

儿童确诊白血病后,家长首先该怎么办?

对一个家庭来说,当孩子被诊断为白血病时,家长一定要头脑冷静,积极面对现状,做好以下几点:

(1)接受现实,树立信心。儿童白血病大多数是可治的。家长一定要相信医院,配合医生,树立信心,协助医生进行规范性治疗。儿童白血病与成人白血病有完全不同的生物学特征,治疗效果也不同。

(2)选择合适的医院。家长要带患儿到既有儿科又有血液专科的定点医院治疗。一旦选定了医院,就要相信医生团队的力量,同时也要相信自己、相信孩子。在治疗过程中,认真坚持治疗,避免三心二意,中途放弃。

(3)全家总动员,统筹安排。建议开个家庭会议,把家里的人力、财力、精力都安排好。全家要树立起这样一个信念:孩子的病是可以治好的。孩子患病,只是其人生道路上的一个困难,是可以克服的。后期,随着孩子的治疗好转和不断成长,家长也变得更有经验,更加坚定治疗的信心。即使是经济上有困难的家庭,也不能因为贫困放弃对孩子的治疗,家长可以求助新型农村合作医疗保险(简称新农合)、政府社保基金、慈善基金会、社会救助等。

(4)与医生充分交流,从正规渠道获取疾病相关资料和信息。这一点非常关键。家长对白血病的治疗了解得越多,就越容易理解医生的做法,配合医生治疗。家长配合治疗,对治疗效果有明显的正面影响。

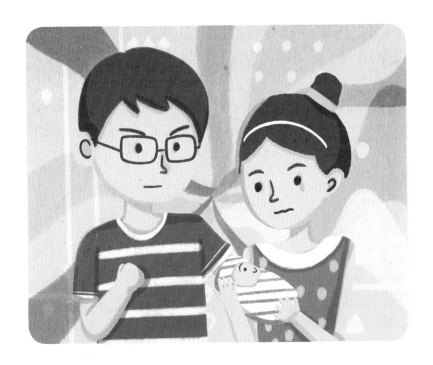

家长和医生沟通需要注意什么？

当孩子确诊白血病后，家长需要在沟通时了解以下方面的内容：

（1）孩子患的是哪一种白血病？一般儿童时期急性白血病多见，包括急性淋巴细胞白血病和急性髓细胞白血病，其中又以急性淋巴细胞白血病更常见。

（2）整个疗程大概需要多久？

（3）孩子脑脊液中是否有白血病？如果有，医生会采用什么治疗方法？

（4）骨髓抽出来之后，染色体有没有改变，基因检测显示基因有没有改变？如果有改变，那么这个改变究竟代表什么意义？

（5）化疗具体方案是什么？究竟哪一天该用什么药？该药副作用是什么？化疗需要多长时间？

（6）治疗期间饮食的建议。孩子什么可以吃，什么不可以吃？

医生希望每位家长和自己交谈病情时都能带上笔记本和笔，尽可能把自己讲的话记录下来。医生通常会讲非常多的内容，需要家长花时间消化。另外，患儿家长也需要将平时积累的问题记录下来，及时与医生沟通。

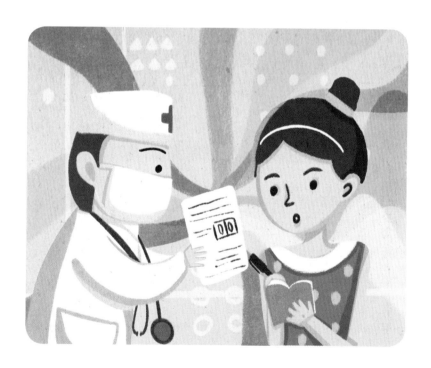

儿童白血病可以治愈吗？

在儿童恶性肿瘤中，白血病属于治愈率比较高的一种；特别是急性淋巴细胞白血病，这是一种可以治愈的疾病，并不是绝症。

事实上，目前欧美国家先进的医疗单位中儿童急性淋巴细胞白血病的整体生存率达到了 90%。在国内，总体治愈率大概在 70%，低危组患儿可以达到 85%，已经非常接近国际先进水平。儿童急性髓细胞白血病的治疗效果比急性淋巴细胞白血病差，国内一些比较有经验的儿童血液病或肿瘤诊治中心治愈率可以达到 55%～60%。

不过，专业人士很少使用"治愈"这个词。通常 5 年内白血病不复发的孩子，将来复发的概率就很小。绝大多数的急性淋巴细胞白血病儿童采用传统的治疗手段（指化疗和支持治疗），停药以后都可以恢复正常的学习和生活，极少遗留后遗症，他们可以和正常的孩子一样，升学、就业、结婚、生子。这时，我们可以认为孩子的白血病治愈了。

儿童白血病的治疗一般要花多少钱？

对于儿童急性淋巴细胞白血病的医疗保险报销比例可以达到 50%～90%。国家已经实行了新农合政策，而且不同省市都制定了儿童白血病大病医保政策。如果治疗顺利，对于患儿家庭来说，需要自费的比例并不会太高，绝大多数家庭都能负担。不过，如果在治疗过程中，孩子并发多次严重感染，或者有其他并发症需要抢救时，治疗费用会明显增加，花费很大。对于少数高危的或者表现为耐药难治型的、复发的急性淋巴细胞白血病患儿，个体化治疗方案以及造血干细胞移植的费用相应较高。

对于急性髓细胞白血病（除 M3 型，即急性早幼粒细胞白血病以外）和慢性白血病，在一些没有建立针对此类白血病政府医疗保险政策的地方，医疗费用中自己承担的部分会较高，对家庭的经济压力也会较大。

早期诊疗中需要注意什么？

一旦怀疑孩子患上白血病或者孩子被确诊为白血病，一定要到专门的儿童医院的专科去接受规范的治疗。这样患儿就有可能获得长期生存和治愈的希望。早期治疗最重要的是观察患儿对化疗的反应、适时调整治疗方案并坚持治疗。

就医记录是否需要全部、长久保留？

从孩子开始就医起，就应该对就医记录进行长久保留，有些资料甚至需要终身保留。

即使在治疗结束之后。如果治疗更换了医院或者医生，这些记录对后来的诊疗者会有很大的帮助。因此，请在治疗期间或治疗后立即收集整理详细资料，确保医生有患儿疾病相关的所有信息，同时也给自己留个备份。

孩子出院时，需要保留以下医疗记录：

（1）任何活检或是手术后的病理报告的复印件。

（2）如果孩子接受过手术，手术报告的复印件。

（3）如果孩子住院治疗，出院时医生写的出院小结的复印件。

（4）每种化疗药物及其他药物的最终剂量清单（有些药物有特定的长期副作用）。

（5）如果孩子接受过放疗，一份放疗类型和剂量的总结，以及接受放疗的时间和地点。

（6）孩子治疗主管医生的名字和病房联系电话。

儿童白血病的治疗主要有什么方法？

常见的儿童白血病治疗方式包括化疗和造血干细胞移植。

化疗是治疗儿童白血病最重要的手段。75% ～ 80% 的儿童白血病是急性淋巴细胞白血病，这种白血病对化疗非常敏感，儿童患者的化疗效果远远好于成人患者。因此，虽然出现了一些新的治疗手段，包括靶向药物和细胞疗法（如 CAR-T 疗法[1]），传统的化疗仍然是治愈儿童白血病最主要的手段。

儿童白血病需要放疗吗？

在儿童肿瘤治疗中，放疗通常用来照射肿瘤及其周围部位。但儿童白血病是一种全身性的疾病，通常影响面积比较大，因此放疗不是治疗儿童白血病的常规手段。一般只有中枢神经系统白血病、睾丸白血病以及急性淋巴细胞白血病进行造血干细胞移植时需要放疗。

1　详见治疗篇 "什么是 CAR-T 疗法？"。

儿童白血病需要动手术吗？

一般只有患睾丸白血病的孩子可能会需要手术。绝大多数白血病儿童不需要进行手术，主要的治疗手段还是化疗，化疗效果不好可以考虑造血干细胞移植。无论是化疗还是移植都不需要开刀动手术。

可以用饥饿疗法来"饿死"白血病细胞吗？

想通过饥饿来饿死恶性肿瘤细胞的方法是万万不可取的，饿死恶性肿瘤细胞的同时，正常细胞也会被饿得无法维持正常的生理代谢需要，反而对健康不利。唯有合理的营养，让细胞有充足的营养供给，才能更好地配合治疗，保存体力，打倒恶性肿瘤细胞。

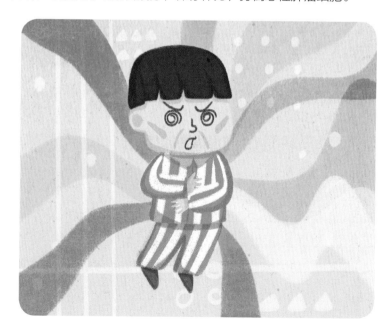

为什么说儿童白血病第一个月的治疗很重要？

在急性淋巴细胞白血病和急性髓细胞白血病中，确诊后第一个月通常称为诱导缓解治疗期。这个阶段体内肿瘤细胞最多，化疗的风险最大。同时第一个月疗程结束后，孩子白血病缓解情况和微小残留病变（MRD）水平会成为其疾病危险度分组及相应后续治疗方案调整的重要依据。

通常在第一个月疗程结束后，医生会再做一次全面的检查（包括骨髓穿刺和活检等），根据染色体的改变、对化疗的反应、MRD的改变等情况，评估孩子对化疗的反应，分析孩子的白血病是否得到缓解，以及孩子的疾病危险度分组是否有所变化，进而对最初的方案进行相应的调整。

为什么第一个月治疗后要调整方案？

其实在儿童白血病的治疗中，每个疗程后医生都会根据孩子情况调整方案。但开始治疗约一个月后是一个非常重要的评估点，用来评估治疗一个月后孩子对治疗的反应。这个时候，医生通常会对孩子进行骨髓穿刺，采样进行骨髓细胞学检查、免疫学检查、分子生物学检查和遗传学检查，来分析孩子的白血病是否有所缓解、之前的治疗方案是否有效果、危险度分组是否有所改变、后续是否要按照之前的危险度分组继续治疗。

幼年型粒单核细胞白血病应如何治疗？

幼年型粒单核细胞白血病（juvenile myelomonocytic leukemia, JMML）是一种儿童的罕见恶性血液系统疾病，既不属于慢性，也不属于急性，世界卫生组织分类将其归为骨髓增生异常综合征（myelodysplastic syndromes, MDS）。

幼年型粒单核细胞白血病最常发生于 4 岁以下、特别是 2 岁以下的儿童，男性多于女性。常见临床表现包括皮肤苍白、皮肤出血，发热、咳嗽、腹胀，常伴呼吸道感染、呼吸困难（因在肺部有过多的白血病细胞）、脾脏或淋巴结肿大。皮肤损害是该病常见且重要特征，包括斑丘疹、黄色瘤、牛奶咖啡斑等。

对这类白血病，目前唯一可能治愈的治疗方法是异体造血干细胞移植。部分孩子在接受造血干细胞移植之前可能会接受化疗，以降低白血病细胞数量。

高危型儿童白血病的治疗要花多少钱？

对于少数高危的、耐药／难治型的、复发的急性淋巴细胞白血病患儿，后续要加上放疗，甚至造血干细胞移植的费用，这个费用相应较高。儿童急性淋巴细胞白血病和急性髓细胞白血病的移植需要做异体造血干细胞移植，这个费用会达到数十万元以上。当患儿和供者的配型完全吻合时，花费会略少，但后续还会有用于抗移植物排斥相关治疗的费用。

化　　疗

儿童白血病患者比成人患者对化疗更敏感吗？

与成人患者相比，儿童患者对化疗更敏感，而且儿童对化疗的耐受力更好，出现的副作用比成人患者少很多。也就是说，儿童白血病的化疗效果远远好于成人白血病。

儿童急性淋巴细胞白血病的常用化疗方案是什么？

国际国内不同协作组有不同方案，但是总体治疗原则是一致的。国内目前最常用的方案是CCLG[1]-ALL-2008和CCCG[2]-ALL-2015等。

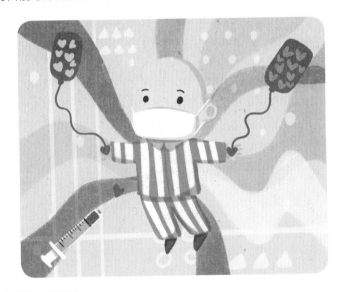

1　CCLG：Children's Cancer and Leukaemia Group，儿童癌症和白血病协作组。
2　CCCG：Chinese Children Cancer Group，中国儿童癌症协作组。

儿童急性淋巴细胞白血病的化疗分几个阶段？

急性淋巴细胞白血病化疗的标准治疗流程包括诱导化疗、巩固化疗、强化化疗和维持化疗 4 个阶段，早期的强化治疗一般需要 8 ~ 10 个月，之后的维持治疗用药比较简单。总疗程 2 年半至 3 年。每个阶段都是获得良好治愈率所必需的，每个阶段都非常重要，缺一不可。

急性淋巴细胞白血病（急淋）患儿的治疗时间一般要多久？治愈率如何？

治疗时间与使用何种治疗方案有关，严格来讲，低危组和中危组一般治疗时间为 2 年半到 3 年。高危组情况复杂，若化疗疗效不佳，可能需要行造血干细胞移植。

儿童急淋治愈率高，特别是过去 BCR-ABL 融合基因检测阳性的儿童急淋和部分费城染色体阳性（Ph+）的儿童急淋，有了 TKI[1] 靶向药物后，预后明显改善。造血干细胞移植技术越来越成熟，新型抗排异药以及免疫细胞治疗（如 CAR-T 等新型方法）等的出现，使得目前儿童急淋中危组治愈率已经达到 80% 左右，低危组的治愈率更高，达到 90%。

1　TKI：tyrosine kinase inhibitors，酪氨酸激酶抑制剂，一类能抑制酪氨酸激酶活性的化合物，这类药物可以靶向治疗费城染色体阳性的白血病。

儿童急性髓细胞白血病治疗需要多长时间?

治疗时间取决于接受何种治疗方案。目前儿童急性髓细胞白血病协作组方案比较多,一般5~6个化疗疗程结束后治疗基本结束(约半年时间),但也有一些治疗协作组强化疗结束后继续3~12个月的维持治疗。维持治疗阶段基本是口服药物,在家里就可以进行治疗。

儿童急性髓细胞白血病(急非淋)的化疗效果如何?

急非淋的化疗效果较急淋差一些。因为急非淋对化疗不如急淋敏感,所以一部分急非淋的患儿除了接受化疗,也会根据医生建议接受造血干细胞移植。

儿童急性髓细胞白血病(急非淋)化疗前要做哪些检查?

如果已经诊断为急非淋,化疗前医生会对孩子的重要脏器功能做一个评估(比如心脏功能和肝肾功能等),以了解孩子对化疗的耐受程度,同时也为今后的评估或长期随访提供一个基础值。

急非淋化疗前会抽取骨髓,做脑脊液的检查以及基因诊断。这是为了更好帮助医生了解病情,给孩子制定更合适的治疗方案。同样,也需要在一个疗程的化疗后做骨髓穿刺,检查孩子对化疗的敏感度,进行微小残留病变(MRD)检测也可以获得更多治疗效果信息。

国内外的儿童急性髓细胞白血病（急非淋）的化疗方案有什么不同？

国内外儿童急非淋的化疗方案最大的区别就是，欧美采取的是大剂量的化疗（通常4~5个疗程），后继不采取维持疗法，而是在化疗后立即进行造血干细胞移植。

在国内，对于低危（标危）和中危的急非淋患儿，保留了维持治疗，这样在治疗费用上对患儿家庭来说要更经济一些。有些低危患儿通过维持治疗就能获得不错的治疗效果。对于中危的患儿来讲，可以先进行维持治疗，通过一定时间的观察，来决定是否需要进行造血干细胞移植。而对于高危患儿，国内医院也会选择造血干细胞移植进行治疗。

儿童白血病的强化治疗需要进行多久？

儿童白血病的诱导缓解结束后，一般会进行为期半年到一年的强化治疗，随后进入维持治疗。

化疗药物的用量可以自行调整吗？

化疗药物的用量不可以自行调整。

化疗药物是一把双刃剑，药物剂量过大会出现严重的毒副作用，甚至会引发其他严重疾病。因此，所有药物都要个体化地科学使用。还有人误认为在治疗半年后可以放松警惕，疏于观察，甚至忽略用药,导致不能很好完成维持治疗。事实上,对于急性淋巴细胞白血病患儿,维持治疗的质量是白血病是否复发的重要因素。

为什么儿童白血病实现完全缓解后还要后续治疗?

在诱导治疗实现完全缓解时,白血病细胞的总数会减少到以前的 0.001%~0.1%。尽管比例很小,但如果看数量的话,白血病细胞依然可能有 10 亿之多。如果不进行缓解后的后续治疗,残余的白血病细胞就会增长,容易导致白血病复发。

后续治疗是整个治疗的关键部分,可以降低白血病复发风险、更好地康复并提高长期存活率。在后续治疗过程中,也可以发现并观察治疗的副作用,虽然有些副作用在治疗结束后很快就消失了,但有些还会持续很长时间,甚至几年后才出现症状。因此,后续治疗中需要重点关注白血病及其治疗所带来的短期和长期反应,以及白血病的复发。

儿童白血病诱导缓解治疗的目的是什么?

儿童白血病诱导缓解治疗的目的是减少癌细胞,尽量使疾病达到完全缓解的状态。

儿童中枢神经系统白血病患者
为什么要做鞘内化疗？

人类的大脑有一道天然"屏障"，使化疗药物无法通过血流进入大脑，但是白血病细胞可以从血液进入大脑中栖息下来并且不断繁殖，使大脑成为白血病细胞最好的"庇护所"。所以需要直接向脑脊液里注射化疗药物，来预防和消灭大脑里的白血病细胞。

儿童急性淋巴细胞白血病和急性髓细胞白血病的
鞘内化疗一样吗？

一般而言，急性淋巴细胞白血病比急性髓细胞白血病更容易发生中枢神经系统白血病，所以整个治疗过程中，前者需要接受更多次数的鞘内注射。

国内外的儿童急性 B 淋巴细胞白血病的
一线化疗方案有什么不同？

国内外的治疗方案差别不大。

甲氨蝶呤的作用是什么？

甲氨蝶呤（methotrexate , MTX）的作用是为了有效预防和治疗髓外白血病。

由于人体中血脑屏障（男孩还存在血睾屏障）的存在，化疗药物有可能无法完全到达大脑内部（睾丸内也会受到阻隔），因此需要用大剂量的甲氨蝶呤进行髓外白血病的预防治疗。

左旋门冬和培门冬有什么治疗作用？

左旋门冬和培门冬都属于酰胺酶类药物，通过促进门冬酰胺水解抑制肿瘤细胞生长，对髓外白血病（比如脑膜白血病和睾丸白血病）预防复发以及治疗均有积极作用。门冬类药物累计使用大于26周的患者，比使用不到26周的患者的生存率可以提高20%以上，这使得儿童急性淋巴细胞白血病患者的预后得到较大改善。

培门冬和左旋门冬有什么区别？

培门冬是近年新出现的药物。相较于左旋门冬，培门冬更长效，使用次数明显减少，发生过敏反应的概率降低很多，应用范围和安全性都有了更大的提高和保障。

什么情况下要打"升白针"?

如果患儿在化疗期间白细胞计数下降得比较厉害，医生会习惯使用刺激白细胞生长的药物（俗称"升白针"）。最常见的是，当患儿白细胞下降太快且合并严重感染需使用抗菌药物时，或者是患儿需要接受特殊的大剂量化疗、白细胞数量长时间持续严重下降的情况下，医生通常会使用"升白针"。以便减轻白细胞下降的严重程度，缩短白细胞下降的持续时间及抗菌药物的使用时间。是否使用"升白针"，是根据医生的个人经验以及每个诊疗中心的常规诊疗或者治疗方案决定的，没有固定的判断标准。

使用"升白针"期间可能偶尔会出现一些副作用，如发热、寒战、关节疼痛等。若出现严重副作用，则需要住院处理。

维持治疗阶段为什么要抽血检查?

维持治疗阶段抽血检查是为了了解血常规中白血病细胞的数量以及肝、肾功能的变化，以便监控药物的剂量。维持治疗是用比较小剂量的化疗药物控制患者体内肿瘤细胞的增殖。由于不可能进行频繁的骨髓检查，所以一般靠检查外周血来监控上述指标，观察药物的剂量是否合理。

在急性淋巴细胞白血病维持阶段，
患儿没有异常，是否必须定期做骨穿？

　　大多数急性淋巴细胞白血病治疗标准方案中，特别是对于低、中危组患者，维持期治疗阶段，如患者临床表现和血象（如血红蛋白、血小板等）都在正常范围内，不需要定期进行骨穿检查。

　　但是，一些特殊情况或白血病类型，还是需要在维持期定期做骨髓检查的。比如，费城染色体阳性的儿童急性淋巴细胞白血病，由于使用靶向药物，而且分子指标的改变对治疗计划的影响很大，所以往往需要进行定期的（包括分子标记在内）骨髓检查；又比如，复发后再治疗的患儿以及参加临床研究的患儿，定期骨髓检查不可避免。

造血干细胞移植

什么是造血干细胞？

　　造血干细胞是具有自我繁殖更新能力、并能分化成各种血细胞（红细胞、白细胞和血小板）的一类细胞。造血干细胞来源于骨髓，在一定条件下可以随着血液流到外周血液循环中。

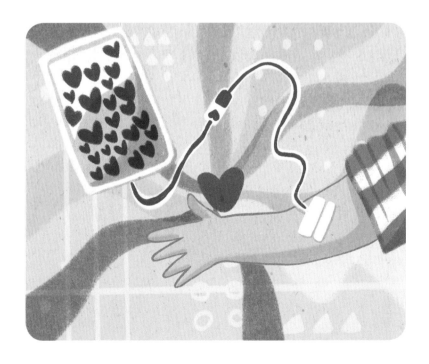

骨髓是什么,有什么功能?

骨髓是骨头内部的软组织,主要承担着造血功能,是新的血细胞(红细胞、白细胞和血小板)的制造场所。骨髓中的造血干细胞经过一系列的发育、分裂、成熟,形成新的血细胞。在婴幼儿时期,造血活跃的骨髓存在于人体几乎所有的骨头内,但到了十几岁时,它主要存在于扁骨(颅骨、肩胛骨、肋骨和骨盆)与椎骨(脊椎)内。

为什么要做造血干细胞移植?

造血干细胞移植最主要的目的是移植入新鲜的正常人造血干细胞,用来替代有病的造血干细胞。这样一方面能够重建造血功能,恢复各种血液细胞功能;另一方面能恢复免疫系统功能,攻击残余癌细胞,达到治疗白血病的目的。

造血干细胞移植就是骨髓移植吗?

严格来说,骨髓移植是造血干细胞移植的一种。造血干细胞移植还包括外周血造血干细胞移植和脐带血移植。在造血干细胞移植刚刚开始的时候,只能进行骨髓移植,因此,人们习惯性地将造血干细胞移植统称为骨髓移植。

移植的造血干细胞供体有哪些来源？

（1）自体造血干细胞移植：自体移植就是在某一个治疗阶段（通常是某次放化疗之前），把患者自身正常的骨髓细胞或外周造血干细胞取出来并储存，然后在移植的时候再回输回去。自体造血干细胞移植可以替代被放化疗损伤的造血干细胞。在儿童白血病的治疗中，由于患儿的造血干细胞本身存在病变，因此通常不太适合自体造血干细胞移植。

（2）同基因造血干细胞移植：指同卵双胞胎之间的造血干细胞移植，移植风险较低，但在降低白血病复发率方面效果略差。

（3）异基因造血干细胞移植：这种移植使用的是其他正常人的造血干细胞。根据供者的配型，大体可以分为 HLA 全相合供体移植和 HLA 半相合供体移植（也叫单倍体供体移植）。

a. HLA 全相合供体移植：可以进一步分为亲缘全相合供体移植和非亲缘全相合供体移植。亲缘全相合供体指有血缘关系（包括父母和亲兄弟姐妹）的全相合供体。非亲缘全相合供体则需要到中华骨髓库或者其他一些海外骨髓库去找。相对于亲缘全相合供体，非亲缘全相合供体在降低白血病复发率方面效果更好。

b. HLA 半相合供体移植：近年来，半相合供体移植技术也越来越成熟。与患者有血缘关系的爸爸、妈妈、兄弟姐妹等亲人，是半相合供体的可能性都比较高。因此半相合供体移植的供体相对来讲更容易找到，在儿童白血病治疗中的应用也比较多。

（4）脐带血移植：新生儿的脐带血里含有丰富的造血干细胞，也可以用来进行造血干细胞移植。脐带血相对不那么容易引起排异和抗移植物宿主病，对配型的要求也不那么严格。但是脐带血植入失败和移植后感染的概率也相对更高。同时，脐带血里造血干细胞的总量比较有限，并且需要更长的时间来重建患者体内的造血系统，因此比较适合儿童和体重较轻的患者（患者体重低于 45 千克）。

HLA 配型是什么？
为什么移植之前要做 HLA 配型？

HLA 的全称是 human leukocyte antigen，叫人类白细胞抗原，每个人的 HLA 都独一无二。在造血干细胞移植中，供者和患者的 HLA 越相似（用专业的话来讲，就是相合率越高），患者对供者的移植物就接受得越好，排异反应就越小，也越不容易出现抗移植物宿主病。HLA 的配型其实就是检查 HLA 的 5 个主要位点（每个位点有 2 个等位基因），看供者与患者的类型是否匹配。HLA 全相合是指在 HLA 的 10 个等位基因上，供者与患者的类型完全匹配；而半相合则是指少于 8/10 等位基因匹配。移植之前必须做配型，尽量减少移植的副作用。

移植前为什么要参考微小残留病变（MRD）的
检测结果？

一般 MRD 越小，预后越好。若孩子在移植时 MRD 高，那么移植后容易复发。复发时是否做造血干细胞移植，很大程度上还取决于孩子当时的疾病状态、MRD 的多少。对于复发的孩子，做移植之前要尽可能使骨髓的白血病细胞达到较低的水平，最好使 MRD 下降到 10^{-4}（万分之一）以下。

如何降低微小残留病变（MRD）？

使 MRD 降到最低的方法，取决于孩子之前的治疗中用了多少药、治疗做了多少个疗程以及孩子对各种药物的敏感程度等。如果孩子对传统药物不敏感（比如大剂量阿糖胞苷、大剂量甲氨蝶呤、大剂量环磷酰胺），那么这种情况下可以尝试新的药物，比如克拉曲滨（cladribine）、氯法拉滨（clofarabine）或者是其他新药。

孩子移植入仓前，需要做好哪些准备？

这取决于移植仓的构造和所在医疗单位的陪护管理制度。移植前需要准备一些能够在仓里使用的日用品，所在医疗单位都会有一个移植前物品准备告知，按照告知准备就可以了。

（1）可以有一名家属跟随孩子入仓陪床。孩子的一切生活需求都需要在陪床家长和护士的协助下来进行。在这期间，其他家人无法入仓探视，一切沟通都需要通过手机等渠道进行。

（2）孩子及陪床家长的所有用品都需要交给护士，经过消毒后放入移植仓。不能私自带入。也不能带毛绒玩具。

（3）为了方便造血干细胞移植，也为了避免移植后感染，孩子入仓前须把头发剃光，陪床家长也需要剪短发。

（4）入仓前一晚，孩子和家长都需要清洁洗澡、理发（孩子需要去掉全身毛发，包括头发、腋毛、阴毛）、剪短指甲，并换上干净的内衣。

（5）给孩子备好耐高温消毒的餐具（饭盒、筷子、勺子等），且饭盒等容器需要密封良好，以免外界细菌进入饭菜。

什么是移植前预处理？

预处理是在进行移植之前，对孩子进行大剂量的化疗和（或）放疗。通过预处理，可以杀死孩子体内残存的肿瘤细胞，最大限度地防止复发；同时，也会破坏孩子的免疫系统，保证移植进来的干细胞尽量少受到免疫系统的排斥；还能为新移植进来的造血干细胞提供生存空间。

预处理的方案分为清髓性和非清髓性两种。非清髓性预处理使用的放化疗剂量较小，以抑制免疫系统的药物为主。其主要目的是为了保证移植物不被排斥，而不是完全清除孩子自身的肿瘤细胞和造血系统。由于非清髓性预处理的放化疗剂量较小，因此毒副作用较少，一般用于年龄较大或无法耐受清髓性预处理的孩子。

供体淋巴细胞回输有什么作用？

供体淋巴细胞回输的主要作用有：

（1）它能使骨髓造血功能不良状况有所好转。有些患儿做骨穿，会发现骨髓增生不是很好，但契合度（STR[1]，临床通过检查它来判断契合度）是百分之百，即体内都是供体的细胞，没有患儿自己的细胞，

1　STR：short tandem repeat，短串联重复序列。

但造血细胞不太好（即移植物功能不良）。这种状态下可以考虑供体细胞回输，为的是使供体的细胞慢慢好起来。

（2）还有一种情况就是患儿契合度下降。供体细胞的契合度下降之后，就意味着患儿的白血病细胞长出来了，代表着可能要复发了。这种状态需要做供体细胞的回输。供体细胞淋巴回输，是一种能够通过诱导移植物抗宿主病和诱导移植物抗白血病作用，把白血病细胞压回去且病情得到缓解的过程。

哪些急性淋巴细胞白血病（急淋）患儿要做造血干细胞移植？

（1）有的高危患儿通过化疗就能达到不错的效果。是否移植，需要根据患儿的具体病情，以及是否有导致化疗预后不好的基因突变，进行综合的判断。

（2）复发的急淋患儿，是否做移植，也要根据具体情况来看。

如果是早期复发（在诊断后 18~36 个月内复发）和极早期复发（在诊断后 18 个月内复发），建议行造血干细胞移植，因为再化疗后的复发风险很高。

如果是晚期复发（在诊断后 36 个月后复发）。离结束维持治疗时间越长，复发越晚的患儿，再次化疗的时候，会相对比较敏感。所以晚期复发的患儿可以考虑做移植，也可以考虑再做化疗。

（3）大多数中危组的急淋患儿，提倡先做化疗。如果化疗后出现复发可以考虑做移植；如果化疗比较顺利是不推荐做移植的。

（4）低危组的急淋患儿，一般不需要做移植。目前，急淋低危型患儿，在国内单纯化疗的长期生存率能达到85% ~ 90%。在发达国家，比如美国的圣述德儿童研究医院（St. Jude Children's Research Hospital）基本能达到94% 左右。所以这类患儿通常不需要做移植。

哪些急性髓细胞白血病（急非淋）患儿需要做造血干细胞移植？

（1）高危急非淋患儿需要做移植。需要选择合适的供者，在经济上做好准备，另外心理上要慢慢能够接受造血干细胞移植这件事情。

（2）复发的急非淋患儿，不管是早期复发还是晚期复发，只要复发都推荐做造血干细胞移植。

（3）中危急非淋患儿，单纯的化疗容易复发。复发率约为50%，甚至还要高一些。因此，可以选择做造血干细胞移植。因为目前非亲缘供者（包括脐带血）和单倍体供者移植技术不断改善，结果与同胞移植相近，所以急非淋的患儿主要是选择移植时机而不是移植供者。

（4）低危急非淋患儿，原则上推荐做化疗，有的可以考虑做自体造血干细胞移植。在欧美国家，低危型患儿通过单纯化疗能达到70% ~ 75% 的临床治愈，所以一般也不做异基因的造血干细胞移植。有的患儿为了避免复发，可以做自体的造血干细胞移植，这一点有些医生也是支持的。

国内外儿童白血病做造血干细胞移植的标准一样吗?

哪些中、高危组的患儿需要做造血干细胞移植,国内外标准略有不同。

在美国,只要第一次治疗能达到完全缓解的患儿,都不推荐做移植。

在国内,主要是根据综合分组和治疗效果来考虑。对大多数急性淋巴细胞白血病中危的患儿,提倡先做化疗。如果化疗后出现复发可以考虑做移植;如果化疗比较顺利,是不推荐做移植的。而归入高危的患儿,推荐做移植,因为这种情况的患儿在单纯的化疗后复发率较高,在第一次治疗缓解之后,应该尽早开始进行造血干细胞移植,尽量使病情得到根治。

移植后为什么要吃抗排异药物?

对于接受异基因造血干细胞移植的孩子来说,由于接受了外来的移植细胞,孩子体内残留的免疫系统会被激活,来攻击和清除外来移植物。因此,干细胞移植后,通常需要用抗排异药物来防止排异现象。服药的具体疗程要根据疾病类型、移植的方式、供者选择及移植后的并发症来决定。

有哪些抗排异药物？

移植后常用的口服抗排异药物有糖皮质激素、环孢菌素、西罗莫司、吗替麦考酚酯、硫唑嘌呤、他克莫司等。

抗排异药物要服用多久？

一般儿童急性白血病的抗排异药物，前 3 个月采用标准剂量，3 个月后就明显减量了。有些孩子如果在早期出现急性排异反应的话，可能会把服药时间延长一些。大多数孩子到用药一年的时候，基本就可以不用服药了。这时学龄期孩子若评估情况良好的话，就可以去上学。

移植后还要定期检查什么项目？

移植后的孩子需要定期做骨穿，了解微小残留病变（MRD）及DNA 嵌合度的情况。这样做是希望能够早期发现复发的倾向，从而进行早期干预。移植后时间越长，复发可能性也会降低，可适当延长定期监测的周期。

前沿疗法

什么是靶向治疗？

靶向治疗是指药物作用于癌细胞上的特定分子，能够选择性、特异性地发挥治疗作用，阻止癌细胞增长，而不太干扰正常细胞功能。靶向药物并不是没有副作用，但由于特异性好，副作用通常少于化疗。

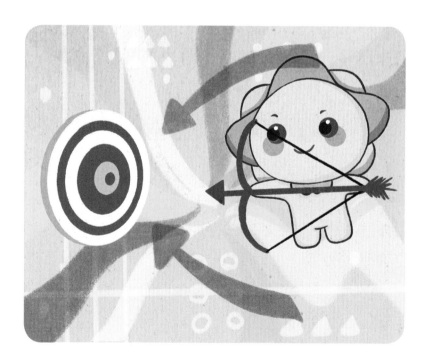

靶向治疗有哪些局限性？

（1）一种靶向药物可能只对某个靶点有效，对没有这个靶点的癌细胞没有效果。这导致适合特定靶向治疗的患者范围一般比较有限。

（2）在靶向药物治疗一段时间后，癌细胞可能会产生变异，从而产生耐药性。这时需要寻找新的药物，包括化疗药物，来重新实现对癌细胞的抑制。

有了靶向药物还需要做化疗吗？

需要。

75% ~ 80% 的儿童白血病是急性淋巴细胞白血病，对化疗甚至放疗都非常敏感，而且儿童白血病的化疗效果远远好于成人。因此，虽然出现了一些新的治疗手段，包括靶向药物和细胞疗法（如 CAR-T 疗法），但是传统的化疗仍然是治愈儿童白血病最主要的手段。

什么是CAR-T疗法？

CAR-T 疗法全称是"嵌合抗原受体 T 细胞免疫疗法"，这是一种利用人体免疫细胞来治疗疾病的新型治疗方法。它是把患者自体或者异基因移植供者的 T 细胞抽取出来，将体外制备好的可以识别肿瘤细胞表面抗原的嵌合抗原受体（chimeric antigen receptor，CAR）装载到抽取出来的 T 细胞内，形成 CAR-T 细胞，CAR-T 细胞在体外扩增后回输患者体内。这时候，CAR-T 细胞能够识别肿瘤表面的抗原，并在患者体内进一步激活扩增，杀伤带有相应抗原的肿瘤细胞。

一般在患者体内，正常 T 细胞经常难以识别肿瘤细胞，即使识别了也常常难以被激活，因此肿瘤细胞可以逃避免疫系统的攻击。而 CAR-T 疗法可以克服这些问题，因此大大提高了 T 细胞杀伤肿瘤的精度及强度，因此明显提高了治疗的有效率，是迄今为止最强的抗肿瘤免疫治疗，可以在几天至十几天内杀伤大量的肿瘤细胞，使病情达到完全缓解。

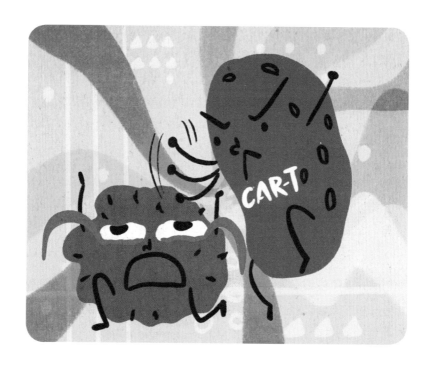

CAR-T疗法为什么能治疗白血病？

目前 CAR-T 治疗效果最好的肿瘤是 B 细胞肿瘤，包括急性 B 淋巴细胞白血病、B 细胞非霍奇金淋巴瘤、慢性 B 淋巴细胞白血病、浆细胞肿瘤等。美国食品药品监督管理局（Food and Drug Administration, FDA）正式批准 CD19 CAR-T 治疗难治复发的急性 B 淋巴细胞白血病及难治复发的 B 细胞非霍奇金淋巴瘤。

这是因为，90% 以上的 B 细胞肿瘤表面都有一种叫作 CD19 的标记物，这种标记物在正常或肿瘤性的 B 细胞上都有，在其他细胞上几乎没有。B 细胞是一种免疫细胞，它的主要功能是产生免疫球蛋白，这种功能可以通过补充免疫球蛋白来弥补。因此，采用 CD19 CAR-T 治疗，可以杀伤正常和异常的 B 细胞，然后通过输注正常的免疫球蛋白，可以弥补这种疗法导致免疫球蛋白低下的副作用。而且 CD19 CAR-T 是目前疗效最好、副作用最小的 CAR-T 细胞。其他针对 B 细胞及浆细胞的 CAR-T 疗法也显示出良好的效果和应用前景，如 CD22 CAR-T、CD20 CAR-T、BCMA CAR-T 等，其作用原理也都一样。

由于 CAR-T 细胞需要靶向攻击那些主要在肿瘤细胞上表达、不在重要的正常细胞上表达的抗原，这个难度较大，也是限制 CAR-T 治疗发展的重要原因。而且 CAR-T 细胞只能识别细胞表面上的抗原，而且需要全部肿瘤细胞表面都要比较强地表达该抗原。而在肿瘤细胞表面表达的特异性抗原很少，这是限制 CAR-T 疗法应用的另一大障碍。

CAR-T 治疗虽然可以获得很高的完全缓解率，但是多数难治复发的患者，在 CAR-T 治疗获得完全缓解后仍会复发。根据国内该领域专家的建议，在 CAR-T 治疗获得完全缓解后，可以考虑接受异基因造血干细胞移植治疗。

现在市场上有哪些CAR-T产品？

截至 2018 年，美国 FDA 批准两款 CAR-T 产品上市，即诺华公司的 Kymriah 和吉利德公司旗下的凯特制药（Kite Pharma）的 Yescarta，分别用于儿童和年轻成人难治复发的急性 B 淋巴细胞白血病，以及难治复发的 B 细胞非霍奇金淋巴瘤的治疗。截至 2019 年 1 月，国内有 7 家公司的 CAR-T 产品已经获得临床试验批准，此外还有多家公司已提交申请。我国尚允许医疗机构按照临床研究的规范开展研究者发起的临床研究。所以我国的 CAR-T 治疗均处于临床研究阶段。更多全球范围内的 CAR-T 相关临床研究可查阅美国临床试验数据库（https://clinicaltrials.gov/）。

CAR-T疗法对所有类型的白血病都有效吗？

CAR-T 疗法并非对所有类型白血病都有效果。CD19 CAR-T 治疗难治复发的急性 B 淋巴细胞白血病疗效最好，很多团队显示完全缓解率达 80% 以上；国际上报告 CD19 CAR-T 治疗慢性 B 淋巴细胞白血病完全缓解率在 50% 左右。CD22 CAR-T 在治疗 CD19 CAR-T 治疗无效或复发的急性 B 淋巴细胞白血病时完全缓解率在 40%~80%。有报告 CD123 CAR-T、CD33 CAR-T 治疗急性髓细胞白血病有一定疗效，但没有得到进一步确认。

什么样的白血病患儿才能进行CAR-T治疗？

由于大多数急性白血病患者对化疗敏感，所以首选化疗。目前CAR-T疗法主要用于难治复发的急性 B 淋巴细胞白血病患者。如果急性 B 淋巴细胞白血病化疗 1~2 个疗程不能达到完全缓解（原发耐药），或者化疗中复发，或者停药复发再次化疗无效（耐药性复发），最好的方法是进行 CAR-T 治疗。

一些高危的急性 B 淋巴细胞白血病，仅凭化疗或其他治疗治愈率很低，又因为年龄大、脏器功能不好、无合适的供者等原因，不能接受异基因造血干细胞移植，那么也可以在原来治疗的基础上加入 CAR-T 治疗预防复发。

我国慢性 B 淋巴细胞白血病患者很少（在儿童中更加罕见），而且慢性 B 淋巴细胞白血病一般发展缓慢，治疗药物多。年龄大的患者，治疗以延长生命、改善生活为主，不需要积极治疗，所以我国很少将 CAR-T 疗法用于治疗慢性 B 淋巴细胞白血病。

CAR-T治疗的主要风险是什么？

CAR-T 治疗的主要风险包括：① 预处理化疗所致的副作用；② CAR-T 细胞在体内激活扩增并杀伤大量肿瘤细胞，免疫细胞产生大量细胞因子导致的细胞因子释放综合征及神经毒性；③ 正常 B 淋巴细胞缺陷免疫球蛋白下降、正常粒细胞及其他免疫细胞下降导致的感染；④ CAR-T 治疗反应期对关键部位的压迫，或者肿瘤压迫关键部位后解压带来的副作用。

细胞因子释放综合征是 CAR-T 治疗最特殊、最危险的并发症，所以在这里给予重点解释。细胞因子释放综合征一般在输注 CAR-T 细胞后 4~5 天出现，7~12 天达到高峰，通常表现为发热、畏寒、寒战、皮肤肌肉疼痛、眼睑及全身皮肤水肿、潮红；血液生化检查显示多种酶学异常，如转氨酶、胆红素升高，凝血异常；严重者导致脏器衰竭，如血压下降、呼吸困难、尿少甚至无尿、抽搐、昏迷，等等。回输 CAR-T 细胞前肿瘤负荷越大，细胞因子释放综合征越重。

由于免疫球蛋白减少，再加上既往化疗、预处理化疗，细胞因子释放综合征导致血液细胞减少，孩子容易发生感染。

如果有白血病肿块压迫重要部位，如纵隔肿块在 CAR-T 细胞围攻期可能增大，增加对周围重要脏器的压迫。肿瘤压迫血管、胃肠道、中枢神经系统等，大量肿瘤细胞破坏，可能导致这些部位出血、穿孔等，治疗前应全面检查。

CAR-T 治疗的过程是怎样的？

对于需要 CAR-T 治疗的白血病儿童，治疗过程通常如下：

（1）用流式细胞技术分析白血病细胞表面抗原，根据白血病细胞表面抗原表达的比例及强度选择 CAR-T 的靶点，如果 CD19 表达比例高，抗原强度大，首选 CD19 CAR-T；如果 CD22 表达比例及强度高于 CD19，则选用 CD22 CAR-T。

（2）根据既往治疗历史选择：如果既往应用过鼠源性 CAR-T 细胞，尽量用人源性 CAR-T 细胞；如果既往使用过同一公司的 CAR-T 产品无效，尽量避免用同一公司相同的 CAR-T 产品。

（3）采集血液淋巴细胞制备 CAR-T 细胞的时机：如果患者外周血白细胞高于正常，白血病细胞比例大于 30%；或者外周血白细胞数少于 1×10^9/L, 或者淋巴细胞比例很低，此时采集血液淋巴细胞制备 CAR-T 细胞效果差。在白血病细胞总数很高时输注 CAR-T 细胞，副作用很大。因此对外周血白细胞及白血病细胞比例很高的孩子，根据既往治疗过程，选择可能有效的化疗药物或者靶向药物，降低白细胞及白血病细胞比例之后，再采集血液淋巴细胞。对于血液淋巴细胞比例太低的孩子，需要适当等待，抽血进行实验室检测，可以培养出 CAR-T 细胞时再采集血液淋巴细胞。

一般采用血液细胞分离机来循环采集外周血淋巴细胞，用于制备 CAR-T 细胞。

（4）预处理：回输 CAR-T 细胞前，为了让 CAR-T 细胞在患儿体内激活扩增，一般会应用清除体内淋巴细胞的药物，最常用的有氟达拉滨、环磷酰胺等。

（5）回输 CAR-T 细胞：采集血液淋巴细胞及预处理后，不同单位在不同时间回输制备好的 CAR-T 细胞。

有了CAR-T疗法还需要做化疗吗？

CAR-T 疗法主要用于难治 / 复发型急性 B 淋巴细胞白血病，主要目的是达到完全缓解，因为一种 CAR-T 细胞仅仅能杀伤某种抗原阳性的肿瘤细胞（如 CD19 CAR-T 只杀伤 CD19 阳性白血病细胞），所以单纯一种 CAR-T 细胞很难治愈急性 B 淋巴细胞白血病。难治 / 复发型急性 B 淋巴细胞白血病经一种 CAR-T 细胞治疗完全缓解后，最好接受异基因造血干细胞移植来治愈；如果不能或者不愿意接受异基因造血干细胞移植，那么应该联合其他靶点的 CAR-T 治疗以及可能有效的化疗、靶向药物治疗等以达到治愈目的。

CAR-T 疗法的费用会一直很高吗？

诺华公司的 Kymriah 售价为 47.5 万美元，吉利德公司的 Yescarta 售价为 37.3 万美元。我国目前的 CAR-T 治疗处于临床研究阶段，CAR-T 细胞制备本身不收费。全世界都在研究降低 CAR-T 细胞制备费用，方法很多，如减少培养时间、规模化应用等。

支持治疗

什么是支持治疗？

支持治疗包括治疗过程中抗感染、护理、营养饮食和心理调节等多种重要辅助手段。绝大部分是医生要做的，但还有一部分家长要配合做。

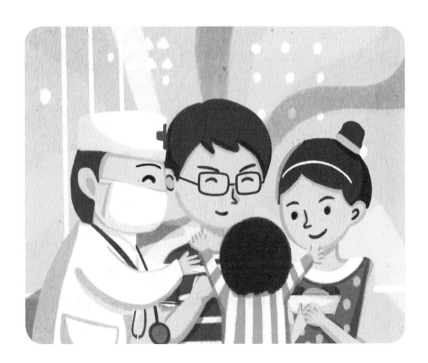

支持治疗包括哪些内容？

支持治疗包括：呼吸道、肠道的预防感染，皮肤黏膜的护理，出血和输液时预防感染。

（1）呼吸道预防感染：房间保持通风，患者不要到人多的地方去，避免交叉感染，戴口罩。

（2）肠道预防感染；病从口入，而很多化疗药物都会伤及消化道，在儿童白血病化疗期间，做好饮食卫生、吃煮熟的食物、做好餐具的消毒。食物要及时吃掉，不吃剩的。勤洗手很重要。

（3）皮肤黏膜的护理：化疗后口腔黏膜的感染比较常见，特别是应用大剂量甲氨蝶呤后，口腔黏膜很容易有溃疡。口腔的卫生要注意早晚特别是餐后都要漱口，或者用棉签清洁口腔，但是不能用力过大。如果发生溃疡，需要用一些金霉素、鱼肝油或者过氧化氢（双氧水）做口腔护理。

（4）出血和输液时预防感染：比较常见的是鼻腔出血。鼻腔出血要注意让患者保持平静不要紧张，另外用凉毛巾或冰块把鼻部和面颊部分冷却，使血管收缩止血。此外，化疗中，经常使用静脉留置管，注意置管部位的卫生，定期更换贴膜，避免导管引起的感染。

化疗期间为什么要进行支持治疗？

因为在孩子的治疗过程中，药物会伤害机体的免疫功能。药物不但攻击白血病细胞，也攻击正常的造血系统，这就引起一些相应的症状。此外白血病儿童免疫功能低下，所以护理起来更要小心仔细。

白血病患儿在治疗过程中需要输血吗？

需要输血。患白血病的孩子在治疗过程中，常常会需要输血。不过，白血病患儿通常不需要输全血，而需要输成分血。优点是可以减少输注不必要的血液成分，降低输血反应和血液传染病的可能性，因此，成分输血比输全血效果更好。

一般什么情况下需要输血？

如果白血病本身导致贫血或者化疗后骨髓抑制导致贫血，血红蛋白低于 60g/L，特别是患儿出现易疲劳、食欲下降、精神萎靡不振的情况，输注红细胞可以缓解症状；如果孩子血小板低于 20×10^9/L，皮肤黏膜有出血点，可以考虑输注血小板；如果孩子出现消化道出血，甚至脑出血，危及生命时，即使血小板高于 20×10^9/L，也可能需要输注血小板治疗。

对于白血病患儿来说，输血是越多越好吗？

不是。输血只是支持治疗的手段，目的是维持机体血液循环的平衡和功能，提高孩子对治疗的耐受力。但输血也有一定的风险，比如发热反应、过敏反应、溶血反应，以及经血液传播的传染病风险等。输血过多还可能造成孩子身体的铁负荷过高。所以，输血并不是越多越好，而是需要根据具体情况按需输血。

治疗中什么时候需要营养干预？营养干预具体是做些什么？

如果孩子营养不良会不利于治疗，严重影响预后。因此，建议每一个入院的孩子都接受营养筛查，筛查孩子是否有营养不良的风险。如果有营养不良的风险，则需要专业临床营养师为孩子做具体的营养评估，判断孩子是否营养不良，存在的营养问题是什么，需要做什么营养干预。

在临床中评估孩子近期营养状况主要看：①孩子摄入食物的总热量占需要量的比值；②孩子体重丢失情况；③肌肉和脂肪的丢失程度（测量三头肌皮褶厚度和上臂肌围）。

对于存在营养不良的孩子，临床营养师一般先会运用一些刺激进食的药物；另外，从护理方面也会加强指导，比如：腹部按摩、清理宿便、鼓励进食、注意食物的选择等。

营养干预包括营养宣教、膳食建议、口服营养补充剂，以及肠内、肠外营养支持。

在临床营养治疗中，营养支持的途径主要包括肠内营养和肠外营养。肠内营养包括经口喂养和管饲喂养（包括鼻胃管、鼻空肠管、经皮造瘘等）；肠外营养即通常所说的静脉营养（即静脉输注营养液）。

营养支持可以帮助孩子改善营养状况，为治疗的顺利进行和康复保驾护航。

另外，对于移植前的孩子，为防止移植后移植物抗宿主病对消化道的影响，一般都会考虑提前放置肠内喂养管以保证后续的营养支持。

什么是肠内营养？

肠内营养是指经过消化道提供营养，主要包括经口喂养和管饲喂养。管饲喂养就是用一根管子从鼻子或者嘴直接插到胃或者小肠里，进行营养液的输送，包括鼻／口胃管、鼻／口肠管、经皮胃造瘘、小肠造瘘等。

肠内营养的制剂主要分为普通全营养配方、特殊疾病配方、组件（单独提供一种或者几种宏量营养物质或电解质，比如蛋白质、脂肪、电解质补液等）。按肠内营养制剂中蛋白质形式的不同又可分为整蛋白配方、肽类配方（又称半要素膳／配方）、氨基酸配方（又称为要素膳／配方）。肠内营养的制剂主要形式为液体（或者粉剂调配成液体后使用），也有其他形式，如布丁等。

专业临床营养师会根据孩子的临床和疾病状况来推荐适合的配方以及补充形式（口服还是管饲）。首选口服，口服营养补充剂一般推荐全营养配方（就是在满足每日热量的需要下，提供足够的蛋白质以及其他微量、宏量营养素，作为唯一饮食来源满足每日营养需要）。一般经口喂养的制剂使用是在日常膳食的基础上，补充营养，提供一日所需的 1/4~1/2 的营养需要（也有的孩子需要 3/4 或者 100% 完全由口服营养液提供营养）。

如果无法经口进食或者进食量不足，推荐管饲。管饲又分为连续滴注、间隙喂养、灌注性喂养。管饲喂养的形式、滴注的速度以及浓度取决于孩子的疾病临床状况、消化道的耐受能力等。

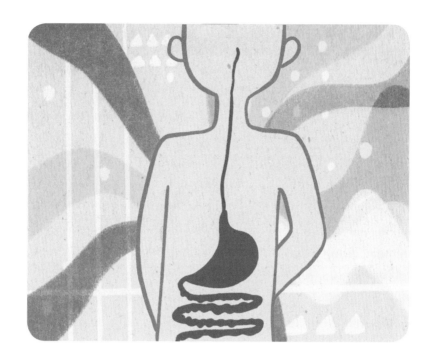

什么情况下需要选择肠内营养?

一般如果正常膳食低于目标需要的 3/4，就会考虑使用口服营养补充剂。

管饲营养一般在无法口服进食或者口服进食不足时开展。对于经口摄入困难，但消化道功能尚且完好的情况（比如孩子口腔黏膜炎严重，但肠道功能健全），通常首选置管进行肠内营养支持。对于入住重症监护室的孩子，一般是入住 48 小时以内开始肠内营养；对于营养不良的孩子，一般也是在无法口服进食 3 天或者口服进食量不足平日的一半时开展。

什么是肠外营养？

肠外营养即通常所说的静脉营养（即俗称的"打点滴"），就是将各种营养素混合，通过静脉输注形式直接把营养成分输入孩子的静脉里，主要分为中心静脉肠外营养和外周静脉肠外营养。肠外营养的制剂包括氨基酸、脂肪乳（鱼油、橄榄油、大豆油或是这些的混合制剂）、葡萄糖及其他的微量元素、维生素矿物质制剂。其补充的量和浓度取决于孩子的营养需要、临床状况，由临床营养专业人员评估，经精准计算后确定。

什么情况下需要选择肠外营养？

如果不能用肠内营养或者肠内营养孩子耐受差，达不到推荐的剂量，持续 3~7 天，根据孩子具体的营养和治疗情况，就应该给予适合的肠外营养。只要消化道有功能，都应该优先考虑给予肠内营养，不能因为孩子在治疗中已经开通中心静脉了，可以方便地给予肠外营养而给予。肠外营养比肠内营养有更高的感染风险，而且肠内营养有助于维持消化道功能，防止肠道细菌移位。积极的营养支持可以改善孩子的身体和营养状况，保障治疗的顺利进行，达到更优的治疗和康复效果。

为什么要对激素疗法进行营养干预？

激素治疗过程中使用高剂量的激素类药物。这类药物存在 3 个主要的副作用：①血糖容易过高；②不利于骨骼健康；③容易增加食欲，导致体重快速增加，且增加的一般是脂肪组织，不利于身体健康。

这 3 个副作用都是可以通过营养干预来管理的，通过调整饮食，可以有效控制血糖，稳定体重；同时营养干预可以评估钙和维生素 D 的摄入情况，来决定是否需要额外补充，帮助骨骼健康。

结疗后的复查

儿童白血病容易复发吗？

目前在欧美国家先进的治疗单位中，儿童急性淋巴细胞白血病的整体生存率达到了 90%。在国内，儿童急性淋巴细胞白血病的总体临床治愈率大概在 70%，低危组患儿可以达到 85%，基本接近国际先进水平。儿童急性髓细胞白血病的治疗效果比急性淋巴细胞白血病差，但在国内一些比较有经验的儿童血液 / 肿瘤诊治中心急性髓细胞白血病治愈率可以达到 55%～ 60%。

复发的只是少数，而且哪怕复发，有相当一部分患儿也能够治好。因此家长不要太过担心，按照医生的要求完成标准治疗，督促孩子遵医嘱坚持按时复查随访即可。通常 5 年内不复发的患儿，将来复发的概率就很小。

为什么要进行随访？

治疗后的几年里，定期进行随访和后续检查十分重要。需要着重观察白血病有无复发迹象，以及治疗产生的短期和长期毒副作用。这对于提高孩子长期存活概率以及改善生活质量都至关重要。

如何做随访和后续检查？

每个医院对复查随访的标准可能不太一样。一般来说，大多数医院采取的复查随访方案是：结束治疗后第一年每 3 个月复查一次（有特殊需求的会有例外），之后 4 年改为每半年复查一次，再后来每年一次。通常后续检查包括全面的全身体格检查、实验室化验，有时需要影像学检查和（或）骨髓穿刺检查，另外还可能需要复查肝肾功能。具体要检查的项目需要视患儿情况而定，要根据医生的建议来决定。

维持治疗结束后多久进行一次骨穿、腰穿检查？

维持治疗期间需要按照方案要求定期进行骨穿和腰穿检查，追踪白血病细胞的残留情况，便于早期监控复发。骨穿一般需要做流式细胞检测。结束维持治疗后可以根据孩子的情况，3 个月或者 6 个月做一次骨穿，一般不需要做腰穿。2 年或 3 年后可以不再需要腰穿检查及鞘内给药，但骨穿仍需定期检查，以判断疾病状态。

哪些情况预示着儿童白血病的复发？

当完全缓解期的孩子出现不明原因的发热、乏力、体重减轻、骨痛等症状时，就要警惕复发的可能。也有的孩子在复发时完全没有症状。复发的诊断需要通过骨穿检查来确定。因此家长一定要按时带孩子进行复查随访。

儿童白血病治愈后可以正常生活吗？

　　白血病属于儿童恶性肿瘤中治愈率比较高的一种，绝大多数的急性淋巴细胞白血病儿童采用传统的化疗治疗手段，停药以后都可以恢复正常的学习和生活，多数患儿都可以和正常孩子一样，升学、就业、结婚，甚至生子。

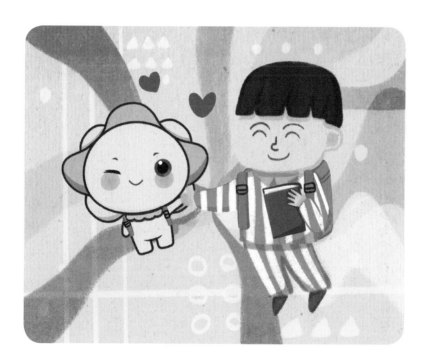

急性淋巴细胞白血病治疗 5 年后，就是痊愈吗，就与正常人一样了吗？

急性淋巴细胞白血病患者经规范治疗后如果无病生存超过 5 年，复发的情况极其罕见。从肿瘤控制的角度来看，基本可认为治愈。但还不能掉以轻心，因为化疗药物有远期副作用，几十年后还可出现，依然需要保持定期检查和随访。

副作用篇

如何应对治疗过程中的副作用?

化疗副作用

多次骨穿会有后遗症吗？

不会。因为骨穿造成的软组织和骨质损伤一般会很快痊愈，而且孩子的身体修复能力比较强，所以通常是不会留下后遗症的。

化疗有什么常见的副作用？

化疗最常见的副作用是外周血的血细胞减少（骨髓抑制），可出现感染、食欲低下、恶心呕吐等。在化疗时，孩子的抵抗力比较低，

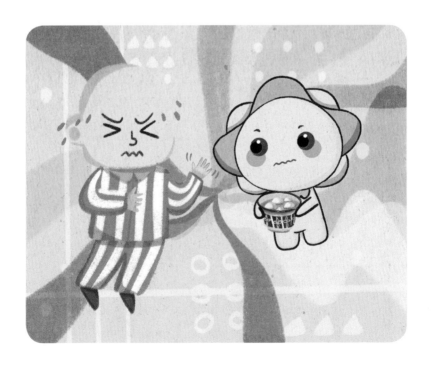

容易发生感染。医生会强调要注意预防感染，如果出现发热要马上去医院就诊。至于家长担心接受化疗后孩子胃口不好、恶心、呕吐这些反应，确实会出现，但不是每种药都有。孩子在不同疗程中用药不同，产生的副作用也不同。每一个疗程开始前，家长都要向医生系统地咨询要用的化疗药物以及可能产生的副作用。

为什么化疗会产生副作用？

化疗是治疗儿童白血病最重要的手段。普通化疗在抑制细胞分裂和生长时是全身性的，不仅抑制癌细胞，也抑制了体内非癌细胞的分裂和生长，损伤了正常细胞和造血功能，引起化疗副作用。因而，在化疗过程中，孩子会出现乏力、恶心呕吐、口腔溃疡等症状与体征。

化疗药物说明书上的副作用都会发生吗？

化疗药物说明书上的副作用不会都发生。化疗药物的厂商会把以前临床试验中发生过的副作用都列在说明书上，因此说明书上通常会列出许多种副作用，但这些副作用并非都会发生，甚至有些副作用的发生概率非常小。化疗药物在孩子身上的具体副作用通常因人而异，不过，绝大多数的副作用都是可以通过其他药物或者方法来减轻或预防的。

而且通常来说，尽管化疗药物可能带来某些副作用，但就治疗来说还是利大于弊的。如果有严重甚至危及生命的副作用发生，医生会在评估后停药或者换药。

孩子的治疗副作用刚有所控制，是否要进行下一次化疗？

医生会根据孩子的肝肾功能、血象以及体格检查，决定孩子能不能够耐受下一个疗程的化疗。

（1）如果医生觉得孩子可以耐受下一个疗程的化疗，会建议尽快开始化疗，这样可以减少白血病复发的机会。如果此时不及时化疗，在停止化疗期间，白血病的复发风险增加，即使在做完化疗之后获得完全缓解[微小残留病变（MRD）阴性]，也并非代表体内完全没有白血病细胞，可能是白血病细胞的数量非常少，现有的检测方法无法检测出来。在这种情况下，一旦停止化疗，癌细胞就可能会卷土重来。

（2）如果医生觉得孩子目前的身体条件不能接受化疗或者不能耐受下一疗程的化疗时，需要暂停化疗，这也并不表示会给癌细胞复发的机会，而是因为化疗在体内的效果还没有消失，孩子需要更长的时间把化疗药物排泄出去，家长也不用过于担心。

为什么化疗会导致便秘或腹泻？

化疗会对消化道产生显著的影响，影响细胞状态，改变肠道菌群环境，便秘和腹泻都有可能出现。

使用一些止痛药后，孩子很容易便秘。化疗药物长春新碱能够导致顽固性便秘，而便秘又很容易进一步导致食欲不良。化疗对消化系统的影响导致了对食物不耐受以及吸收不良，这可能导致腹泻。

化疗后出现的感染或者长期使用抗生素也容易导致腹泻。无论出现哪种情况,都应及时跟医生和营养师交流。

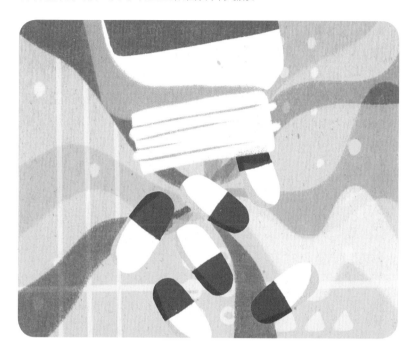

强化治疗阶段有哪些副作用?

强化治疗阶段的最主要副作用为感染。

强化治疗所导致的严重骨髓抑制可能导致感染,严重的感染会致命。强化治疗阶段提倡按时足量用药,但是如果孩子出现严重的骨髓抑制、感染以及化疗并发症,可能会影响化疗的进行,这也是造成一部分患儿长期预后不理想的因素。当然医生会给予必要的药物、血制品的支持治疗。

急性白血病诱导缓解治疗有哪些副作用？

急性淋巴细胞白血病在诱导缓解治疗的不同时期可以出现不同的副作用。早期，由于肿瘤细胞大量破坏，可以出现肾功能不全和一系列电解质紊乱的表现；中期，化疗药物相关副作用会慢慢显现，如门冬酰胺酶相关的胰腺炎和凝血功能紊乱，激素相关的高血压和高血糖等；后期，由于化疗后骨髓抑制愈发明显，各种感染和出血等风险逐渐增加。无论是何种副作用，严重时都有一定生命危险。

急性髓细胞白血病的诱导化疗强度远大于急性淋巴细胞白血病，所以感染和出血的风险更为显著。有些特殊类型的急性髓细胞白血病，如急性早幼粒细胞白血病，由于肿瘤细胞本身的特点，极易发生弥散性血管内凝血，如出血发生在脑或肺等重要器官，死亡风险极大。

鞘内化疗对孩子的学习能力有影响吗？

鞘内化疗会对一部分孩子的学习精力和注意力有影响，但对绝大多数孩子的生长发育都没有影响。通过长期的追踪调查，20世纪70年代治愈的白血病儿童，不少人现已长大成人、考上大学、找到工作、过上正常生活。

激素疗法有什么副作用？

在儿童白血病的治疗中，最开始大都会用到大剂量的激素 / 类固醇类药物，作为治疗的重要手段，激素疗法的效果也是后续分组的重要依据。

激素疗法的副作用：高血糖、体重快速增加、不利于骨骼健康等。

泼尼松 / 地塞米松主要有哪些副作用？

泼尼松和地塞米松均属于糖皮质激素，其副作用包括：

（1）肥胖：长期服用后可能会出现形体上的变化，如水牛肩（肩膀肥厚）等。

（2）干扰骨骼代谢：有些患者服用后会出现腿痛、不愿意行走的情况。可以服用钙片或者维生素 D。

（3）促进食欲：用药后孩子胃口变得非常好。为了减轻这种因进食过度而导致的肥胖，建议适当分散孩子的注意力，不要吃过甜的食物，多吃些粗纤维的食物。

（4）水钠潴留：在临床上表现为血压升高。特别是年龄较大的孩子服用后可能会感觉头晕，家长需注意做好血压监测。

（5）精神和神经症状：年龄较大的孩子尤其明显。服用后性格发生改变，表现为易怒、暴躁或抑郁等。当减量或停药以后，这种症状可以得到明显改善或者消失。

（6）血糖升高：建议服用药物时避免食用甜食，以免引起血糖过高。需要注意的是，急性淋巴细胞白血病的治疗过程中，在"左旋门冬酰胺酶"这种药物的协同作用下，会加重血糖增高，严重的时候会导致药物相关性的糖尿病，需要按照糖尿病的治疗原则进行干预。

以上副作用停药后会慢慢消失。

泼尼松 / 地塞米松引起的肥胖，治疗结束后会恢复吗？

泼尼松、地塞米松等糖皮质激素会导致头颈部及躯干部（尤其是腹部）脂肪聚集，四肢脂肪减少。这种副作用和具体的激素种类、疗程、剂量等都有关系。一般疗程越长，剂量越大，肥胖越明显。停用激素后，体重会逐渐下降，体型也会渐渐恢复正常。

阿糖胞苷能引起哪些副作用？

阿糖胞苷能引起以下副作用：

（1）一定程度的骨髓抑制：阿糖胞苷的骨髓抑制副作用与其剂量相关，中大剂量的阿糖胞苷通常引起严重的骨髓抑制，因此需要定时检查血常规。

（2）发热（"阿糖热"）：这种发热可能是低热或者 40℃ 左右的高热。需要请医生区别是药物副作用还是由感染引起的。

（3）多形性皮疹：有时皮疹症状不明显，但孩子会感觉全身皮肤瘙痒，给予抗过敏药物对症处理即可。也有部分孩子会出现眼睛瘙痒、睑结膜变红，这是阿糖胞苷引起的结膜炎，使用眼药水或者服用抗过敏药物可以有效缓解症状。

（4）胃肠道反应：恶心、呕吐、食欲减退等。

环磷酰胺引起的副作用有哪些？

环磷酰胺引起以下副作用：

（1）胃肠道反应，可能需要相应的止吐处理。

（2）外周血象的抑制（骨髓抑制）。

（3）可能会引起出血性膀胱炎，即出现血尿。

（4）肾脏毒性，可能会引起高尿酸血症及尿酸性肾病。

（5）脱发。

甲氨蝶呤引起的副作用有哪些？

甲氨蝶呤主要对口腔黏膜、胃肠道黏膜、肛周黏膜的细胞有较强的杀伤力，也可能导致皮疹以及瘙痒等症状。甲氨蝶呤导致的口腔黏膜炎可能是一般的口腔溃疡，也可能发展为非常严重的口腔溃疡。在最坏的情况下，会导致严重感染。

什么是四氢叶酸钙解救？

当应用甲氨蝶呤进行化疗时，除了杀伤癌细胞外，也会对部分生长较快的黏膜细胞造成损伤，因为这些细胞正常生长所需的叶酸代谢也被甲氨蝶呤阻断了。此时给予四氢叶酸钙输注，能够抑制甲氨蝶呤对正常细胞的损害，再配合其他措施，如进行预水化、预碱化、水化、碱化等。使用大剂量甲氨蝶呤时，医生通常会给孩子更多输液，也是为了避免甲氨蝶呤在体内潴留，避免引起肾衰竭，造成生命危险。

巯嘌呤主要有哪些副作用？

巯嘌呤（俗称嘌呤片，6-MP）的主要副作用是骨髓抑制。

巯嘌呤是在白血病的维持治疗中使用的一种重要药物。它对骨髓的抑制作用并不亚于大剂量的阿糖胞苷或其他一些强力化疗药物，主要表现为白细胞、红细胞、血小板计数下降。不同的人使用巯嘌呤片之后，骨髓抑制的程度可能是完全不同的，主要取决于不同人体内，参与其代谢的关键酶的活性不同。

长春新碱和长春地辛有哪些副作用？

长春新碱和长春地辛比较突出的副作用是周围神经炎或者周围神经病。具体表现为蚁行感、尿潴留，甚至顽固性的便秘。这是由于药物损害了支配相关器官的周围神经。对长春新碱比较敏感的孩子（例如年龄较大的孩子）出现肌力减退甚至瘫痪的情况，在临床上也发生过。但它对骨髓的抑制、对胃肠道的刺激（如恶心、呕吐）作用相对较弱。

长春新碱和长春地辛引起的副作用有什么区别？

两者为同一类药物。相比长春新碱，长春地辛较少引起周围神经炎，很少会出现便秘、尿潴留或者蚁行感，以及肌力减退甚至瘫痪。不过，长春地辛容易引起骨髓抑制，特别是在维持治疗阶段。

如何应对长春新碱和长春地辛的副作用？

控制长春新碱 / 长春地辛副作用的主要方法是：对其剂量的严格控制，单次使用剂量一般不超过 2 毫克。这时孩子发生周围神经炎是比较少见且为轻度的；对于年纪较大的孩子，特别是体重超过 30 千克的，甚至体重 50 千克以上的肥胖孩子，使用长春新碱时要注意观察周围神经炎的症状。

左旋门冬和培门冬有哪些副作用？如何应对？

左旋门冬和培门冬主要的副作用及应对方法如下：

（1）胰腺炎：这是最严重的副作用，往往发生在诱导治疗初期。在使用门冬类药物时，体内大量的肿瘤细胞被杀死，正常的细胞尚未恢复，抵抗力较差，一旦并发严重的胰腺炎，情况会非常危险。因此使用门冬类药物期间，预防胰腺炎非常重要。可以采用低脂饮食来预防胰腺炎，但同时也要补充相对充足的蛋白质以预防另一种副作用，低蛋白血症。低脂饮食并不是绝对禁油，更不是禁蛋白。可以食用如精肉、鱼肉、鸡胸肉、脱脂牛奶和水煮鸡蛋等，但不建议吃油炸肉类、脂肪含量高的食品或全素饮食。

（2）凝血功能紊乱、血糖升高或肝功能损害：在使用门冬类药物的前、中期以及使用结束之后的一段时间，都要定期监测孩子的凝血功能、空腹血糖浓度和肝功能。

（3）过敏反应：门冬类药物使用前一定要做皮试。一旦发生过敏，建议换用不同批号或不同厂家品牌的药物，或者选择脱敏治疗。脱敏治疗一定要在有经验的儿童专科医院的专科医生指导下进行。

什么是维甲酸综合征?

维甲酸（也称视黄酸）常用于急性早幼粒细胞白血病的治疗。诱导治疗阶段可能引起一种严重并发症，称为维甲酸综合征。主要表现有：

（1）胃肠道症状：恶心、呕吐等。

（2）高白细胞血症：血液中白细胞过高，可能会导致呼吸困难、发绀等。

（3）颅内压增高的症状：主要表现为头痛、恶心、呕吐、血压升高、呼吸困难等。

维甲酸综合征严重时可能会带来生命危险。如果孩子出现维甲酸综合征症状，需要及时告知医生进行治疗。

造血干细胞移植的副作用

移植前化疗预处理会引起哪些副作用？

预处理是一个大剂量的化疗方案，杀死了白血病细胞，同时把自身的免疫细胞也一块杀灭了。有的患者可能因为对化疗药物特别敏感，产生严重的反应。预处理本身对身体器官也是有影响的，可能会影响生长发育，孩子可能会不长高；女孩不来月经，从而影响生育功能以及对女性的发育过程产生一定影响；男孩子也如此，无精会影响将来生儿育女的能力。另外，化疗药本身可能增加二次肿瘤发生的可能性。

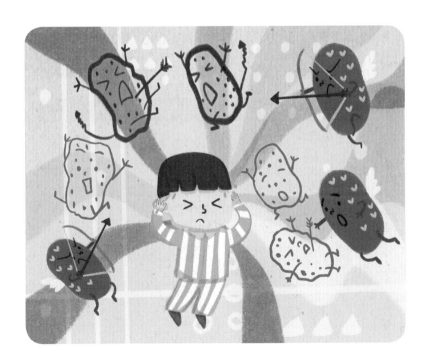

造血干细胞移植前的预处理会影响孩子未来的生育功能吗？

预处理对部分孩子的生育功能是有影响的，女孩会出现不来月经，影响生育功能以及女性的发育过程；男孩子会出现无精，影响将来生儿育女的能力。这类副作用可以通过同内分泌科或妇产科合作监测而尽早干预，减轻影响。

造血干细胞移植有哪些副作用？

造血干细胞移植最常见的副作用是移植物抗宿主病（graft-versus-host disease,GVHD）、感染和肝静脉栓塞（veno-occlusive disease,VOD）。

什么是移植物抗宿主病,有哪些种类？

如果孩子进行的是异基因造血干细胞移植，由于供者和孩子基因的差异，移植物里的一种免疫细胞会把孩子的身体器官视为"敌人"进行攻击，产生移植物抗宿主病（GVHD）。其中皮肤、肝及肠道是主要的攻击目标。

移植物抗宿主病分急性和慢性两种，通常移植后 3 个月以内发生的称为急性，3 个月后发生的称为慢性。根据排异的程度，移植物抗宿主病又分 1 度、2 度、3 度和 4 度。度数越高，危险性和危害也越大。

移植物抗宿主病有哪些症状？

移植物抗宿主病的主要症状表现在皮肤、肝脏和消化道。

皮肤方面的症状：急性移植物抗宿主病的主要表现为红斑、皮疹、水泡、手脚掌皮肤疼痛、皮肤干裂或剥落等。慢性移植物抗宿主病的主要表现为皮肤颜色变深、脱屑变厚甚至硬化，皮疹外观看上去像苔藓。

肝脏方面的症状：黄疸［皮肤和（或）眼白发黄］、恶心、呕吐等。检查会发现转氨酶、胆红素升高，严重时可能会出现肝衰竭。

消化道方面的症状：呕吐、腹痛、腹泻等，严重时可能会出现血便。

少见的排异反应可以出现在其他器官，如肺脏、脑部、肾脏等，出现相应的临床表现，如呼吸困难、抽搐、癫痫以及肾功能不全所致相应症状等。

移植物抗宿主病一定不好吗？

不一定。移植物在攻击宿主自身细胞的同时，也会一定程度产生攻击白血病细胞的效果。所以，对白血病儿童的移植物抗宿主病并不是零容忍。轻度的移植物抗宿主病对于预防疾病的复发甚至有一定益处。

移植后可能会发生什么样的感染？

感染在移植后一年之内都可能发生，有细菌性、病毒性、真菌性的感染。病毒性感染，特别是巨细胞病毒感染是最危险的，因为这种感染往往导致患者死亡。移植早期容易发生细菌感染，移植晚期主要是真菌或者是卡氏肺囊虫的感染，中间阶段（指移植后一年的中间阶段）主要有各种各样的病毒性感染。

移植后可能出现感染的时间和因素有哪些？

造血干细胞移植后，机体免疫功能重建前，很容易发生感染，在空气混浊、人多拥挤的地方更加容易发生感染。如果存在移植物抗宿主病，感染的发生率更高。一般而言，感染在移植后一年内的各个阶段都可能会发生。

移植后什么时候最容易发生肝静脉栓塞？

在移植最初的一个月最容易发生肝静脉栓塞，肝静脉栓塞有时会致命。移植前的放化疗、抗生素治疗、预处理方案以及移植后的并发症，都与肝静脉栓塞的发生有关。目前肝静脉栓塞以预防为主，去纤苷是目前治疗肝静脉栓塞最有效的药物。

疼痛管理

孩子接受治疗时，哪些原因可能会引起疼痛？

孩子接受各种治疗时，引起疼痛的常见原因可分为 3 类：

（1）治疗尚未起效时，原发疾病导致的疼痛，如骨痛。

（2）治疗产生的副作用或并发症所导致的疼痛，如使用抗肿瘤药物治疗时，会出现口腔内溃疡痛、肛门周围的脓肿痛；药物出现胃肠损害的副作用，会出现胃痛；一些激素类药物引起缺钙性骨痛；药物从静脉输入的时候可能引起静脉炎，出现疼痛。

（3）有创操作导致的疼痛，手术治疗时伤口疼痛；还有骨髓穿刺检查、腰椎穿刺检查、打针、抽血、放置引流管等，都会引起疼痛。

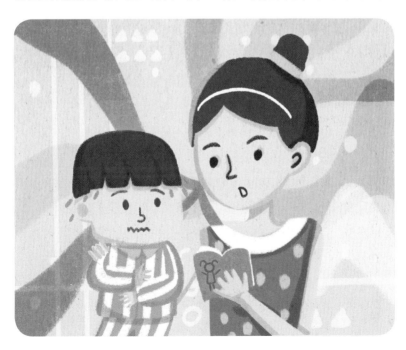

疼痛对孩子的影响大吗？

疼痛，特别是慢性疼痛，由于持续时间比较长，会对孩子造成很大的影响，使孩子的生活质量下降，这些影响包括：无法正常行动、食欲下降、睡眠质量变差、情绪异常及人际关系质量下降等。当以上这些情况出现时，家长应多体谅自己的孩子，给予他们更多的关爱，不要责骂或对着他们发脾气，因为孩子的疼痛感受是真实的，需要家长的帮助。

疼痛可能给孩子带来哪些影响？

疼痛会对孩子造成很大的影响，这些影响包括：

（1）日常生活：许多孩子由于疼痛而无法进行正常的行走、日常起居等活动。

（2）食欲：全身疼痛引起的不舒服感会使孩子的食欲下降，没有胃口；一些合并症，如胃疼、口腔溃疡等，也会直接影响孩子进食。

（3）睡眠：孩子由于疼痛夜里睡不好觉，这会极大削弱孩子对抗疾病所需的体力。

（4）情绪：科学研究证明，疼痛会引起情绪的改变，最常见的情绪反应是抑郁和愤怒，孩子或沉默寡言、郁郁不欢，或脾气不好、容易发怒；这些不良的情绪反过来会进一步加重身体的不舒服，形成恶性循环。

（5）人际关系：因为疼痛而对父母生气或减少人际交流，造成家庭关系紧张和人际关系质量下降。

疼痛应该忍吗？

研究证明，慢性疼痛会在孩子的大脑中留下深刻记忆，产生记忆效应；也就是说疼痛持续的时间越长，要消除疼痛就越困难。因此家长需要尽早了解孩子的疼痛，并及时联系医护人员提供医疗与护理，减少孩子的不舒适。另外，当孩子成功克服疼痛后，可以使孩子更有信心，增加孩子对疼痛的忍耐力。所以，孩子出现疼痛现象时，家长一方面应当了解疼痛的具体情况，另一方面应积极帮助孩子寻找缓解疼痛的方法。

孩子疼痛时，家长需要让医护人员了解什么？

当孩子发生疼痛时，家长需要帮助医护人员了解：

（1）孩子疼痛的位置；让孩子指出疼痛的确切部位。

（2）孩子疼痛的时间规律：比如是持续的疼痛还是一阵阵的疼，发作的频率如何，总共疼了多久等。

（3）是什么样的疼痛：比如是锐痛还是钝痛，是像放电一样的疼痛还是有些麻麻的疼痛等。

（4）疼痛的程度：让孩子描述疼痛。对疼痛程度的评估，既可以参考孩子的主诉和父母的观察，也可以借助一些专业的工具来帮助判断，以便充分了解孩子的疼痛程度。

（5）可能减轻或加重的因素：比如转移注意力是否有助于减轻疼痛，是否曾经使用药物治疗，效果如何等。

> **如果孩子太小或无法交谈，
> 如何知道他 / 她是否在经受疼痛？**

　　家长可以通过观察孩子肢体和面部表情，来判断孩子是否身处疼痛之中。比较常见的疼痛表现有：哭闹、抽搐、畏缩、咬紧牙关、身体僵硬或紧皱前额。有时，孩子可能偶尔发出呻吟，但这有可能是因为呼吸变化而无意识发出的，不一定是由于疼痛。

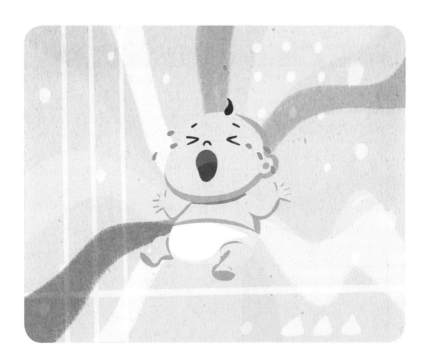

有哪些办法可以帮助孩子减轻疼痛?

如果孩子有持续疼痛,应及时就医,医生将根据不同疼痛评分使用不同级别的药物。除了药物治疗,家长也可以采用辅助治疗方法帮助控制疼痛:

(1)抚摸疼痛的部位。

(2)对疼痛的部位进行冷敷(适用于发生扭伤或血肿24小时内)或热敷(适用于扭伤或血肿发生超过72小时后)。

(3)在医护人员的指导下,将外用药物敷在孩子身上疼痛的部位。

(4)倾听孩子对疼痛的感受,对其表示理解,缓解孩子的压力。

(5)给孩子讲一些小朋友战胜困难的故事,鼓励孩子,帮助他们建立战胜疼痛的信心。

(6)采取一些措施转移孩子的注意力,比如有趣的游戏、阅读、音乐、轻松的电影等,让孩子做一些平时喜欢的事情,这样可以使他们暂时忘记疼痛。

(7)教孩子学习一些放松的技巧,如深吸气屏住,然后慢慢地深呼气,并伴随全身肌肉的放松,定时练习。

以上这些技巧都可以帮助孩子减轻疼痛,可以根据孩子的喜好和特点选择尝试。最后还可以通过药物缓解疼痛,这通常需要医护人员的处方和指导。家长对医护人员缓解孩子疼痛的能力要有信心。

只有疾病晚期的孩子才能使用
强效止痛药物（如强阿片类药物）吗？

并不是这样的。世界卫生组织认为"几乎所有的癌症患儿都经历过癌痛"。癌痛不仅仅指癌症晚期因肿瘤侵犯身体所导致的疼痛，它还包含了疾病在发生、发展和治疗过程中所面临的所有疼痛。同样疼痛治疗也不仅仅适用于晚期患者，而应该是从孩子罹患疾病开始时就能够得到的治疗。因此，孩子只要感受到疼痛，我们就应该积极应对，采取最好的方法，帮助孩子控制疼痛。

什么样的疼痛可以使用阿片类药物来进行控制？

世界卫生组织明确指出，任何疼痛患者，只要疼痛程度达到"中重度"，都应当使用适当的阿片类药物来控制疼痛，以达到"有效清除疼痛，最大程度减少药物不良反应，把疼痛及治疗带来的心理负担降到最低，全面提高患者生活质量"的止痛目标。

使用吗啡这样的阿片类药物会像鸦片一样，
使孩子成瘾吗？

全球阿片类药物镇痛研究调查报告提示：只要规范用药，就不必担心阿片类药物成瘾问题。孩子会因为药物耐受（指随着用药时间的延长，镇痛效果会慢慢减弱），而需要增加药物剂量，这是正常的现象，不是成瘾。长期使用阿片类药物突然停药，部分孩子会有一些不适的身体症状，比如恶心、倦怠，这样的症状可以通过药物逐渐减停的方式来避免，也不属于成瘾。

古话常说"是药三分毒"，使用镇痛药物会让孩子变笨吗？

有镇痛作用的阿片类药物在服用的开始阶段，少数孩子可能会出现特别爱睡觉、恶心呕吐、幻觉等副作用。但研究证实，除便秘外，阿片类药物的所有副作用都可在服药后 1 周左右消失，目前没有证据证实"阿片类药物会使人变笨"。

阿片类药物会造成孩子呼吸抑制吗？

除便秘外，阿片类药物的另一个副作用是呼吸抑制（服药后孩子的呼吸功能减弱），但只要在医师的指导下，循序渐进慢慢增加药物剂量，并且密切观察，呼吸抑制是完全可以被避免的。

在镇痛治疗过程中，孩子和家长应该注意什么？

在镇痛治疗过程中，孩子和孩子的照顾者需要注意的有：

（1）按时而不是按需服药：按时服药可以维持稳定的血药浓度，更有效地控制疼痛，不要随意中止疼痛药物的服用，应在引起疼痛的疾病得到控制后再考虑减停药物。

（2）关心孩子在使用止痛剂之后的生理反应：长期服用镇痛药

物时，无论是处方药还是非处方药，都一定要遵医嘱服药，并经常观察是否有副作用，定期复查肾脏功能、肝脏功能、血常规和凝血功能等。

（3）孩子长期服用阿片类药物时，需要同时服用促进排便的药物，如酚酞。便秘是伴随阿片类药物应用过程中最常见和最顽固的并发症，需积极治疗。

（4）阿片类药物剂量的增加及减少都需要逐步进行，请遵循医生的建议。

护理篇

家长如何护理孩子？

抗感染

为什么白血病儿童容易感染？

白细胞是人体抵抗感染的主力军，用于抵抗人体内正常情况下就存在的细菌和真菌。白血病细胞不具备正常白细胞的功能，导致孩子免疫功能受损，抵抗力下降，这些细菌和真菌就很容易引发感染；并且在治疗过程中，化疗药物、靶向治疗药物或造血干细胞移植均会进一步抑制骨髓正常造血功能及免疫功能，孩子的白细胞计数会降得很低，进一步增加了感染的风险。

怕孩子感染该怎么办？

预防感染要注意勤洗手，保持食物和饮水清洁卫生，保持良好的生活卫生习惯。居住环境清洁，房间定时通风。此外，应当提高孩子密切接触者的免疫力，减少孩子与感染患者接触的机会。

同时，家长应每天观察孩子是否咳嗽、流涕或鼻塞以及大小便情况。帮助孩子检查口腔、咽喉、外阴和肛周，并测量体温，看看有没有感染或发热迹象。如果有，应尽快告知医护人员。

此外，还要注意和控制陪护人员的卫生和感染情况。

让孩子待在家里是不是就可以杜绝感染？

不是。正常情况下，每个人体内就有很多细菌和真菌，孩子处于化疗阶段时或者因为白血病本身原因，机体抵抗力下降，体内正常细菌和真菌也会引发感染。此外，把孩子圈在家里，不让其与他人接触，对孩子的心理健康也不利。

家里有人感冒怎么办？

感冒的家人需要尽可能避免和白血病儿童接触，以免造成孩子感染。如果不得已必须接触孩子，一定要做好防护措施，如戴口罩、用肥皂或洗手液洗手等。

什么情况下孩子容易出现真菌感染？
可以预防吗？

如果孩子近期（一个月内）使用过或正在使用强效免疫抑制剂（比如在接受异基因造血干细胞移植后），或中性粒细胞低于 0.5×10^9/L 持续 1 周以上，或长期（3 周以上）使用类固醇激素类药物，就比较容易发生真菌感染。

当孩子处于比较容易发生真菌感染的状态时，医生通常会让孩子使用抗真菌药物进行预防。

如何预防孩子肛周感染?

（1）保持孩子会阴部、肛门、生殖器等处的清洁及干燥。

（2）孩子便后使用卫生纸时应由前向后擦拭，不可前后来回擦拭。

（3）经常给孩子洗澡，勤换内衣裤。

（4）监督孩子合理饮食，保证新鲜蔬菜水果的摄入，以免腹泻或便秘。

（5）如果孩子大便干燥或便秘，需要联系医护人员，及时采取措施进行通便。

（6）时常观察孩子会阴及肛门是否有红、肿、痛、破皮及溃疡等情况。

（7）在孩子便后及睡前进行温水坐浴，改善孩子肛门周围的血液循环。也可以使用一些坐浴药液，如常用的高锰酸钾溶液。孩子需要有自己的坐浴盆和毛巾，不要与其他人混用。

强化治疗阶段应如何预防感染?

强化治疗阶段预防感染最主要的方法就是勤洗手，保持良好的个人卫生习惯，并避免与患有感染性疾病的人员接触。此外，有时医生也会使用一些药物进行某些特定病原微生物感染的预防。

维持治疗阶段应如何预防感染？

家长应该注意：

（1）给孩子提供一个清洁的生活环境。平时屋内定期开窗，保持空气流通，避免房间空气混浊。

（2）避免太多客人来访，当客人过于频繁来往时，房间清洁度无法得到有效保证。客人来访可以在客厅活动，也可以隔着房门跟孩子打招呼，尽量避免过多人进入孩子的房间。

（3）减少接触感染，勤用肥皂洗手，外出归来时用含酒精的擦手液消毒，降低感染风险。

（4）如果孩子身体状况不错，家长可以带其进行户外活动。但注意不要去人流密集的区域，必要时戴口罩。

（5）尽量保持同伴接触，可以和其他小朋友玩，但是不宜同一时间和过多小朋友接触。要注意个人卫生，避免接触感染。

（6）如有感染、发热等现象，及时就医。

造血干细胞移植后，如何防止感染？

（1）监督孩子每天勤洗手，尤其是饭前便后。

（2）保持孩子皮肤的干燥清洁，勤洗澡。

（3）孩子要每天更换衣物，换下的衣物洗净后用消毒液浸泡消毒，然后在阳光充足、通风良好的地方晒干。不要与他人共用衣物鞋袜。

（4）如果孩子戴帽子或头巾，要记得每周清洗。

（5）孩子用过的毛巾要经常用消毒液消毒，并在阳光充足、通风良好的地方晒干，或用高温熨斗消毒。

（6）孩子的餐具每周要进行 3~4 次消毒，不要与他人共用餐具。

（7）保持孩子鞋子的干燥，应穿着尺码合适且不露脚趾的鞋子，以便保护双脚，防止受伤后感染。

（8）督促孩子保持口腔清洁，吃完东西后用温淡盐水漱口。如果孩子的血小板计数大于 20×10^9/L，可以早晚刷牙。

（9）家中不要养宠物或植物，以免滋生病菌。

（10）不要使用地毯。

（11）孩子起居的房间里家具和物品越少越好，以免藏污纳垢。不是日常必需的用品，可以先放到其他房间里。

（12）如果家中有发霉的旧物，一定要扔掉。

（13）保持环境干燥，空气新鲜。每日可以早晚各开窗通风 30 分钟。

（14）孩子做完造血干细胞移植后的头 3 个月里，家长需要每天用 84 消毒液消毒房间里的床架、地面、桌面，之后应保证每周至少用湿布清洁一次。

（15）如果使用空调，那么需要每周清洁一次空调滤网。

（16）每周更换床单、枕套、被套等。

（17）每月清洗一次窗帘。

（18）孩子外出时需要戴口罩。如果口罩弄湿了或者戴了 4 小时以上，就需要及时更换。

（19）注意不要让孩子接触任何传染病患者。

（20）外出尽量不要乘坐公共交通工具，可以乘坐出租车或私家车。

（21）不要让孩子去人多拥挤的公共场所或空气混浊的地方。

饮食营养

如何保证白血病儿童治疗期间营养的均衡？

无论孩子是否生病，健康饮食的基础都是营养丰富且均衡的膳食。不但需要供给人体所需热量的营养素：蛋白质、脂肪、糖类（碳水化合物），还需要维系人体健康的各种微量、宏量营养素，例如维生素、矿物质以及植物化学物质等。生病期间的膳食，一句话概括就是：五谷为主，多吃各色蔬菜水果，多吃优质蛋白（如肉、蛋、奶、禽、大豆及大豆制品等），适量乳制品和坚果，控制油盐。

（1）首先要保证有充足的蛋白质。蛋白质尤其应以优质蛋白为主，其食物来源包括瘦肉（猪牛羊）、禽肉类、奶类、蛋类、鱼虾类、大豆类制品等，结合实际情况可以从中选择孩子喜欢的。猪牛羊类瘦肉含铁丰富，鱼虾类含脂肪较少；两者互相搭配，做到每天都有，不重样。

（2）脂肪的主要来源为植物油、动物油脂、坚果等，也是产能最多同时必不可少的营养素，应在营养师的指导下在不同的治疗时期制定合适的脂肪摄入量。

（3）糖类（碳水化合物）主要来源于谷物类、根茎薯类等食物（糖果也属于碳水化合物，不建议孩子多吃，每天摄入糖果热量不应超过一天总热量摄入的 5%）。推荐肿瘤患儿碳水化合物摄入量不宜过多（一般不超过总热量的 60%，粮食生重质量不超过应提供热量的 15%）。

（4）要保证营养摄入均衡，食物摄入量合理，要结合我国膳食指南中的平衡膳食宝塔和平衡膳食算盘，制定各种食物合理的摄入量：5 岁以下的儿童可以根据年龄参考"中国 7~24 月龄婴幼儿平衡膳食宝塔"（图 1）和"中国学龄前儿童平衡膳食宝塔"（图 2），也可参考"中国儿童平衡膳食算盘"（图 3）；对于 5 岁以上的儿童，一般可以参照"中国居民平衡膳食宝塔"（图 4），由于儿童食量通常小于成人，具体摄入量可根据孩子的情况调整。

（5）要保证蔬菜，尤其是绿叶蔬菜的摄入量。但是不同的季节，绿叶蔬菜的口感完全不同，建议选择合适的绿叶蔬菜及部分瓜茄类作为一天的蔬菜搭配，蔬菜的颜色越丰富越好。

（6）水果也能提供丰富的营养素。一定要注意膳食均衡，不能把水果当饭吃，也不可以用水果代替蔬菜。建议饮食摄入足够后再选择适量的水果。在血象低、容易诱发感染的情况下，选择水果应遵循医嘱。

（7）孩子进食量有限的时候，优先提供优质蛋白质，尽量每次正餐都有蔬菜，每次加餐都有水果或者蔬菜。

（8）推荐少食多餐。大部分人都是吃一日三餐：早餐、中餐和晚餐。可是针对治疗期间的孩子，可以把上文提到的这些富含营养物质的食物分成 5~6 餐。

（9）建议家长们写个一周饮食的大概计划。比如每一天都能让孩子有一定的蛋白质，如鱼、肉、蛋，还有蔬菜、水果、坚果，把这些都写下来。这样就有大致的概念知道这周需要去买或者提前准备哪些食物，保证每次进厨房都知道应该做什么，不至于每次一到厨房就感到紧张或有压力。

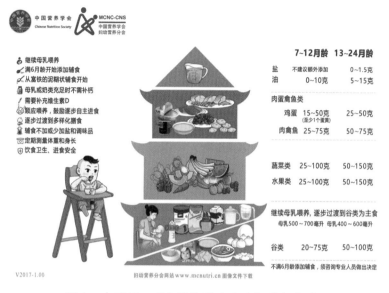

图 1　中国 7 ～ 24 月龄婴幼儿平衡膳食宝塔

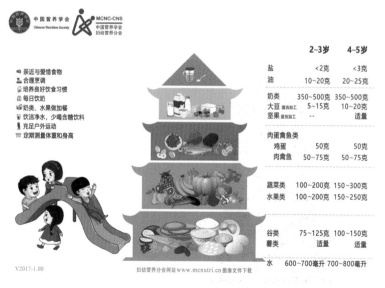

图 2　中国学龄前儿童平衡膳食宝塔

105

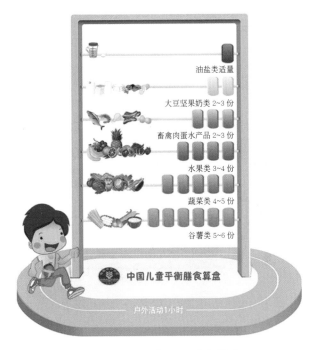

图 3　中国儿童平衡膳食算盘

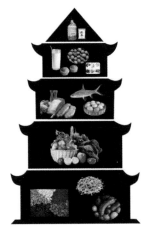

油 25~30 克
盐 6 克

奶类及奶制品 300 克
大豆类及坚果 30~50 克

畜禽肉类 50~75 克
鱼虾类 50~100 克
蛋类 25~50 克

蔬菜类 300~500 克
水果类 200~400 克

谷类薯类及杂豆 250~400 克

水 1200 毫升

图 4　中国居民平衡膳食宝塔

白血病儿童每天的三餐时间该如何安排？

　　建议少食多餐。家长可以把食物分散在一整天里给孩子吃，不一定非要吃固定的三餐。孩子在治疗期间，饮食基本上是不规律的。只要孩子能吃、想吃，就尽量给他（她）提供，没有必要非按固定的时间吃饭。

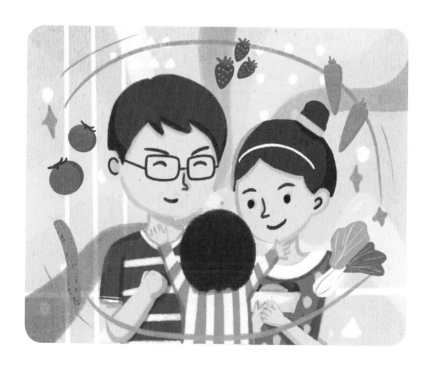

还在哺乳期的宝宝治疗期间该如何饮食？

母乳是哺乳期孩子营养来源的首选。对于 1 岁以内的孩子，就算是患病期间，母乳仍然是一个非常好的营养来源。中国营养学会推荐，6 个月内的宝宝，在没有特殊情况下应保证纯母乳喂养。如果孩子还是在 1 岁以内，可以在治疗期间一直吃母乳，完全没有必要断奶，除非孩子或者乳母有其他不能母乳喂养的疾病（如果是这种情况，请遵医嘱）。

根据孩子的营养状况和进食量，可以在专业临床营养师的指导下对母乳进行强化，增大单位体积母乳的热量和蛋白质。不要自己去买母乳强化剂来强化，请务必在专业营养师的指导下强化母乳。强化母乳不代表不能亲喂，仍然鼓励亲喂，因为亲喂可以帮助促进乳母乳汁分泌，也可以缓解孩子的情绪等。可以亲喂一半，另外一半泵出来强化。

如果由于临床状况而无法喂养母乳（比如乳糜胸、乳糜腹需要吃低脂肪的膳食），宝宝应该在专业临床营养师的指导下选择适合的婴儿配方粉。同时建议母亲继续泵奶，这样宝宝临床状况改善后，也才有母乳可以继续使用。泵出来的母乳可以冰冻储存起来以后用。

在通常情况下，一般推荐在婴儿 6 月龄时根据成长情况逐渐添加辅食。癌症儿童需要经过营养评估（喂养量、行为发育、体格评估），根据评估结果，有的婴儿可能需要推迟辅食的添加或限制辅食的添加量。家长也可以在临床医护人员的指导下，帮助宝宝锻炼非营养性吮吸，以及适龄的咀嚼吞咽能力。

治疗期间的孩子需要摄入多少蛋白质才够？

这需要根据孩子的年龄、体重、治疗情况来具体分析。在治疗期间，蛋白质的需要量是增加的，一般是比孩子平时摄入量增加20%~50%（就是 1.2~1.5 倍平常的蛋白质量）。如果孩子接受造血干细胞移植，蛋白质的需要量会更高，可能达到孩子平时摄入量的 2 倍，具体的需要量要向营养科医生咨询。蛋白质可以从很多食物中获得，建议多吃富含优质蛋白的食物，例如肉、蛋、奶、禽、鱼虾、大豆及大豆制品等。

治疗期间如何知道孩子的营养是否足够？

评估孩子营养程度一般有两个方式：

（1）关注孩子的进食量：家长对孩子的日常饮食量应有一个大概的了解。如果孩子的进食量达不到日常的进食量，务必跟医生和临床营养师交流。同时可以请营养科会诊，对孩子的饮食做一个评估，看看进食量以及营养供给是否满足孩子生长发育和疾病营养的需要。

（2）关注孩子的体重：在治疗期间我们要提供足够的营养来确保孩子的正常生长。生长不意味着孩子一定要长得胖，体重应该控制在正常范围内，不能让孩子在治疗期间停止生长或生长过快。一般用世界卫生组织的生长曲线（www.who.int/childgrowth）来衡量孩子的生长情况是否适合。

建议家长关注孩子的体重。如果是 1 岁以内的婴儿，在住院期间可以每天测体重，回家以后可以一个月测 2~4 次。如果孩子已经 1 岁以上，住院期间每周测 1~2 次体重，回家后每月测 1 次就可以了。测体重的时候，让孩子穿相似的衣服或者只穿内衣裤，在每周 / 每天的同一时间测，这样如果孩子体重有下降的话家长就能知道。如果家长发现孩子体重下降超过 5%，或者 1 岁以内的婴儿在一个月内都没有增加体重，就要及时告知医生，请医生进行营养科会诊。

治疗期间有什么不能吃的吗？

从食品安全的角度考虑，要忌口食品安全风险高的食物。孩子在治疗期间免疫力下降，不洁的有食品安全风险的食物可能会带来严重的感染。尤其是当孩子的白细胞计数很低或者中性粒细胞绝对值很低、抵抗力非常差的时候，我们更需要注意食物的卫生。治疗期间一般不推荐发酵类食物及包装类食品（如包装熟食、辣条等、罐头类、含复合性食品添加剂的食物等），尤其是包装类肉食。不要随意买街边摊贩或小饭馆的成品食物，容易有细菌滋生。自备食物时也要注意卫生，包括洗菜要洗干净，整个烹饪过程要保证卫生，并注意洗手；生熟食物用的菜板和刀具分开。同时，应尽量给孩子吃新鲜的食物，不建议给孩子吃剩菜剩饭。

不建议给孩子喝含糖饮料，如碳酸饮料、甜味果饮料等。孩子在治疗期间尤其是最开始的时候如果使用激素的话，含糖饮料很容易导致血糖升高过快；另外，碳酸饮料营养价值低，还有很多气体，容易产生腹胀，占据孩子有限的胃口。

同时，不推荐像薯片这类的油炸食品。油炸食品容易引起恶心；

且容易含有氢化植物油，对身体健康不利。薯片这类食品的营养非常低，只能提供能量，并不提供大量的营养素。这些东西容易一吃就饱，孩子就没有胃口吃其他有营养的食物了。再者，薯片一般过咸，过咸的食物一般含钠高，过多摄入不利于肾脏的健康，同时也容易导致孩子味觉敏感度下降，养成嗜咸的饮食习惯，不利于长期的健康。

此外，还要忌口没有科学依据、可能有害的偏方。根据目前的科学研究，还没有发现某一种单一食物是在治疗期间帮助巨大的。很多偏方食物，价格昂贵，性价比低，既不能提供优质蛋白，也没什么实际营养价值。有的偏方食物不仅没有用，还有害。很多食品生产过程中没有做到很好的除菌，容易引起孩子感染。

化疗过程中要忌口的"发物"有什么？

"发物"是民间的说法，在现代营养学里没有这个概念，只需要忌口有食品安全和感染高风险的食物。很多"发物"，比如海鲜，都是优质蛋白，尤其是鱼肉，是非常容易消化吸收的优质蛋白，只要孩子不对其过敏，都是可以吃的。广义上的忌口各种"发物"，会导致蛋白质摄入不足，弊大于利。如果实在担心，建议找专业的营养师针对个体情况来看需要忌口哪几种食物。

听说肿瘤细胞需要糖，所以糖类都要少吃吗？

并不是，要看糖的种类。我们通常所说的糖其实就是碳水化合物，是人体中提供能量最多的营养素。糖是肿瘤最好的培养基，肿瘤细胞确实需要糖，不仅肿瘤细胞需要，身体所有细胞都需要糖。我们吃进去的食物都会变成葡萄糖，供体内各种细胞使用。糖类是所有细胞都需要的，只是肿瘤细胞需要的量更多一些。

需要限制的是精制的糖，比如果酱、糖果、泡泡糖、蜂蜜、口香糖（无糖口香糖除外）、甜食等，当然还有烹调食物添加的白糖和冰糖等。水果虽然本身自带糖分，但水果富含各式各样的营养素，对孩子来讲是很好的营养来源，所以水果是可以适量摄入的。

化疗导致孩子食欲差应当如何应对？

从饮食营养的角度我们可以尝试下面几个小方法：

（1）少食多餐：除每日三餐外可多次提供食物，如 4~6 次甚至更多。家长多花工夫来做一餐或者两餐，其他的多次餐更像是零食。可以在病房或者家里随时备有很少加工或者不需要加工就可以食用的食物，这样，孩子只要一有想吃东西的感觉，或者是没有恶心呕吐感觉的时候，就可以给孩子提供一些食物。食物尽量放在孩子方便拿到的地方，但不要一下子把很多食物放在孩子面前，通常他们会因为感到食物太多而有压力，于是就更不想吃。

（2）最大化每一口食物的热量，优先提供蛋白质：食欲不好，吃的就少，那么我们就要尽量优化营养。比如说，孩子可以喝白粥的时候，我们可以加肉末、碎鸡蛋、坚果碎、椰蓉、烤芝麻、芝麻油等高热量的健康食物；孩子如果喜欢吃面包，可以抹上花生酱或者芝麻酱。

（3）让食物变得有趣：好看的东西往往促进食欲，家长可以把饭菜做得色彩鲜艳一些，或者做出小动物形状。让孩子一起准备饭菜也是使孩子对食物产生兴趣的好办法。

（4）不吃就喝：可以尝试营养丰富的流食。不同的食物搅拌以后配上奶或水，就可以制作成流食。如果孩子蛋白质摄入不够，可以添加高蛋白的配料（如鸡蛋、大豆类、乳制品类）来满足蛋白质的需要，如果孩子还是吃得不多的话，可以考虑蛋白粉。同时要注意的是，奶昔最好现做现吃，做多了可以加盖储存在冰箱，但不要超过 24 小时。

此外还可以考虑液体的特殊医学用途配方食品，尤其是在孩子免疫力特别低的时候。这些口服营养补充液经过灭菌处理，感染概率低，而且不开盖的时候可以常温保存。放在孩子房间里，孩子有食欲的时候就可以即开即喝。

（5）鼓励孩子在吃饭前多活动，提升食欲。

（6）使用增加食欲的药品：如果上述方法还是不能增加孩子食欲，建议和医生讨论，选择适合的增加食欲的药品。

孩子以前喜欢吃的，现在为什么不喜欢吃了？

治疗的药物可能对孩子舌头上的味觉细胞产生暂时的破坏，让味觉产生变化，也就是说化疗导致味觉改变，并不是因为孩子挑剔家人做的食物。同时治疗的药物也会对嗅觉产生一定影响。很多时候孩子尝不出食物的味道，或者可能会尝出一些奇怪的并不是食物本身的味道，比如有人能尝出金属味儿、泥土味儿、苦味儿。孩子尝出不一样的味道或者食物没有味道，就导致孩子不再爱吃那种食物了。我们可以尝试下面几个小方法：

（1）饭前刷牙漱口，这样可以在一定程度上减少异味。

（2）尝试用自制碱盐水（小苏打＋食盐）漱口，也可以在一定程度上减少异味。

（3）不用金属餐具，改用竹子、木头、瓷制的碗筷。

（4）提供多样化的食物，让孩子可以重新选择喜欢或者能尝得出味道的食物。以前不喜欢的食物现在也可以让孩子试一试。

（5）尝试不同的调味料，如果没有口腔溃烂，可以尝试一些酸味的调料，比如醋、柠檬汁等。

孩子在输注左旋门冬或培门冬期间，该如何控制饮食？

由于门冬类药物容易诱发门冬相关胰腺炎（按照严重程度分为胰腺炎及胰腺假性囊肿，后者更严重），因此需要在开始用药前3天到停药后3~5天，保证孩子的限脂饮食，以降低诱发胰腺炎的可能性。在此期间尤其要注意限制含饱和脂肪较高的肉类油脂（猪油、牛油、黄油及肥肉脂肪），选择一些含脂肪较低的食物，或补充合适的脂肪，注意摄入蛋白质含量丰富的瘦肉、鱼虾、鸡胸肉、鸡蛋白等。同时切忌暴饮暴食，避免在开放进食后过度增加脂肪的摄入量。

低脂膳食不代表无脂饮食，脂肪是很重要的营养物质，完全无脂肪的饮食还会造成必需脂肪酸缺乏，影响孩子的健康。普通孩子的脂肪摄入量一般占总热量的 30%~40%，而门冬类药物治疗期间的低脂饮食要求脂肪摄入量占总热量的 20%，因此并不是无脂饮食。脂肪的摄入量应遵循平稳过渡、恒定质量、避免激增的原则。

治疗期间要低脂饮食，孩子体重下降怎么办？

使用一些化疗药物的时候，医生由于担心胰腺炎而推荐低脂饮食，或者是术后乳糜胸 / 乳糜腹，要限制脂肪，降低乳糜分泌，进而帮助伤口愈合。限制脂肪摄入很可能导致能量摄入不足，从而造成体重下降。一方面要注意和医生 / 临床营养师讨论适合的脂肪量，低脂不代表无脂；另一方面，脂肪分为短链、中链和长链三类，低脂饮食需要限制的主要是长链脂肪，中链脂肪的吸收方式和长链不同，所以低脂饮食时可以考虑使用中链脂肪替代部分长链脂肪，也可以考虑使用富含中链脂肪的特殊医学配方食品作为口服营养补充液。

孩子在服用激素 / 类固醇治疗期间，饮食方面需要注意什么？

（1）控制血糖：在服用激素 / 类固醇药物的时候，应限制糖、糖浆、糖饮料的摄入；少吃容易让血糖快速升高的食物，比如精白米面（白米、糯米、白面及其制品）、土豆、高糖的瓜果制品（如蜜饯、葡萄干）等。

（2）控制体重：激素 / 类固醇药物会明显增加食欲，体重快速增长对孩子健康是不利的。当孩子很想吃东西的时候，可以把健康低热量的食物作为零食，比如不要吃土豆片而是吃烤紫菜；不要吃大量冰激凌，而是把新鲜水果打成果泥冻成冰棍来吃等。家长不要想到孩子之后治疗中可能会有体重下降，就任由孩子在激素 / 类固醇治疗期间无节制地暴饮暴食，导致体重激增。快速增加体重对短期的治疗和长期的健康都是不利的。

（3）骨骼健康：激素 / 类固醇药物会影响钙和维生素 D 的代谢吸收，会导致骨质的损失，因此应多给孩子吃含钙丰富的食物。医生通常会检测孩子是否缺乏维生素 D，如果缺乏，给予维生素 D 补充剂，并根据饮食情况确定是否需要给予钙补充剂。具体情况可以咨询医生和营养师。

什么是口服营养补充剂？

口服营养补充剂可以作为正常饮食之外的补充，增加营养的摄入。当孩子对普通固体食物进食不足，或者耐受差时，口服营养补充剂可以提供均衡全面的营养，确保食欲差的时候的营养供给。

口服营养补充剂分为商业产品和自制食品。如果家长希望选择商业产品，建议咨询营养师，选择适合的产品和剂量。

家长也可以自己在家用搅拌机做流食（不需要破壁机，普通的搅拌机就好；当然，破壁机功率大，做出来的口感更细滑，有些孩子可能会更喜欢）。但是，如果这个流食是孩子的唯一饮食来源的话，务必咨询营养师，帮助更好地搭配食材，预估需要量，以满足孩子各种营养素的需要。做流食一定注意食品卫生，做好后，不要在室温下放置超过 2 小时，加盖放在冰箱里不要放置超过 24 小时。

孩子吃什么能提高白细胞、中性粒细胞水平?

白细胞尤其是粒细胞恢复是自身修复的过程,没有任何食物吃了以后能直接让白细胞总数和中性粒细胞数量上升。首要的是用营养均衡的饭菜给身体提供各种足够的营养物质,补充优质蛋白,保证微量元素和膳食纤维素(主要来源于果蔬),让身体自己恢复。

同时,白细胞计数低的时候,孩子的免疫力比较低,容易受到感染,需要注意食品卫生。在这个时期,不建议自己补充益生菌,市面上益生菌产品良莠不齐,自行补充有可能会造成感染,因此请遵医嘱。

治疗期间是否可以服用保健品?

治疗期间,除非医生和专业营养师根据孩子的具体情况推荐,否则不建议自己服用保健品或膳食补充剂(例如维生素、矿物质、植物提取物)。孩子需要的是均衡全面的营养,保障身体有一个更好的状态来接受治疗。没有研究表明,任何特定的食物、维生素、矿物质或者其中的任意组合能够延缓肿瘤生长、治愈疾病或者预防复发。而且有的保健品会和药物产生相互作用,影响药性;随意使用高剂量的膳食补充剂还可能会导致毒副作用。因此,我们的建议是:正常饮食,谨遵医嘱,专心治病。

孩子营养不良，可不可以吃蛋白粉？

可以咨询专业临床营养师评估孩子的蛋白质需要量，以及食物中摄入量，如果不够，可以考虑通过蛋白粉来补充。如果孩子通过普通食物就能达到需要量，就没有必要吃蛋白粉。

孩子贫血吃什么能补血？

贫血有不同种类，由不同因素导致。肿瘤儿童容易出现缺铁性贫血，如果确诊，可以使用补铁制剂；由于红肉含铁丰富，也是优质蛋白质来源，可以给孩子多吃。但要注意，有些癌症儿童也容易铁过量，比如做了移植或选用某些治疗方式，铁过量也是非常不好的，所以，不要擅自给孩子补铁，应该咨询医生和专业的营养师。

另一种常见情况是维生素 B12 和叶酸缺乏导致的贫血。叶酸可以通过深绿色蔬菜获得，维生素 B12 可以通过猪肝和大部分海产品、动物食品获得。如果缺乏严重，可以在医生和专业营养师的指导下使用叶酸和维生素 B12 的补充剂。

还有一种情况就是长期疾病导致的贫血，这在重症患者中比较常见，一是经常抽血化验，二是疾病本身也会导致贫血。这种贫血只能等身体康复以后，才会慢慢好转。

造血干细胞移植前（入仓前），孩子的饮食有什么要注意的吗?

由于移植期间身体对营养的需求很大，因此在移植前的 1~2 周需要加强营养。这个时期需要根据孩子的口味，选择他（她）喜爱的健康食物，鼓励孩子多进食。尽量提供高蛋白、高热量、高维生素的食物，如各种肉类、水产、蛋、奶、新鲜的水果蔬菜等。食材要保证干净新鲜，不要食用过期或变质的食物，以免造成感染。

建议家长要求营养科会诊，请专业临床营养师对孩子的营养状况做一个评估。在孩子入仓前，尽可能地让孩子有一个更好的营养状况，这对移植的治疗和康复都十分重要。对于本身存在营养不良或存在营养不良风险的个体，推荐提前预置肠内喂养管，以保证移植后的营养通路。

造血干细胞移植期间（入仓后），孩子的饮食要注意些什么?

（1）家长给孩子做饭前，要用肥皂或洗手液清洗双手，并保持菜板的清洁。

（2）给孩子选择新鲜的食材，尤其是荤菜，一定要选用新鲜且质量有保证的，水产海鲜等最好选购活鱼活虾。根据中国患儿的特点和肠道耐受情况，给孩子备餐建议避免选用水果。

（3）不要给孩子吃任何生的、半生不熟的、腌制的、发酵的，或者食品安全无法保障的食品。非全熟的食品，如溏心蛋、白斩鸡、牛排等，都不要吃。奶类一定要选择巴氏杀菌的乳制品，不要喝农场里现挤的奶。

（4）不要给孩子吃任何硬的食物。如果食物中有鱼肉，需要提前将鱼刺剔除干净，以免划伤黏膜。坚果等需要打碎或磨碎后食用。

（5）孩子的食物在做好后，需要连同餐具放入高压锅，用高压锅压15分钟以上，然后不放气直接送过去。所烹饪的菜肴最好是高压后还能保持一定风味的，以促进孩子的食欲。要避免刺激性或者油腻的食物。

（6）孩子的餐具需要耐高温、高压，每次用完后需清洗干净，并用开水消毒。

（7）如果孩子出现恶心，那么尽量给孩子提供清淡少油的饮食，少食多餐。

（8）如果孩子出现腹泻，那么饮食需要无油、低不可溶膳食纤维，以免加重腹泻。可以食用不可溶纤维含量低但可溶纤维含量高的食物，因为可溶纤维可以改善腹泻。

（9）如果孩子出现溃疡，那么可以提供清淡的流食或半流食。

（10）对于肠道移植物抗宿主病严重的孩子，应根据营养师的建议循序渐进地提升食物的质和量。

造血干细胞移植以后饮食要注意什么？

在饮食方面，如果孩子能吃就给他（她）吃，尽量提供更多的有营养的物质，尤其是富含优质蛋白质的食物，比如肉、蛋、奶。如果孩子不怎么吃东西的话，可以把不同的食物放到搅拌机里做成流质，并结合营养师的意见合理选择其他的营养补充剂（比如蛋白粉、钙镁片、可溶性膳食纤维等）。

移植以后，身体免疫力下降，从食品安全的角度考虑，有些食物需要忌口。在免疫力低下的情况下，不洁的以及有食品安全风险的食物可能会带来严重的感染。一般在移植后的 3~6 个月，推荐忌口的食物有：

（1）没有烹饪全熟的食物：比如七八成熟的牛排、白切鸡、溏心蛋等。要求入口的食品加工成全熟（蛋黄成固体，肉都全熟）。

（2）不洁的食物或利于细菌生长的食物：路边小摊卖的食物；熟食卤味、腌肉 / 鱼、火腿、干巴、香肠、腊肉、烟熏肉、罐头类；未经过巴氏杀菌的乳制品（牛奶、酸奶、乳酪等）、果蔬汁；过期食品。

（3）常温下放置时间超过 2 小时的现做食物。做饭的时候生熟分开切，避免交叉感染。尽量现做现吃，病房内建议放置时间不超过 2 小时。

（4）含有活菌的酸奶、益生菌的摄入应结合临床医生和营养师的意见谨慎选择。

造血干细胞移植后，一定要给孩子吃蛋白粉吗？

并不一定。接受移植的孩子对蛋白质的需求量较大，可能达到平时摄入量的两倍（具体需要的摄入量需要咨询营养科医生），因此保证优质蛋白质的摄入非常重要。但如果孩子能够吃正常食物里的蛋白质，如鱼和肉，那就没有必要加蛋白粉。如果要用搅拌机给孩子做流质食物，可以加入坚果打碎，坚果也是很好的蛋白质来源。

如果孩子对这些食物都吃得不多，可以考虑加蛋白粉，一般推荐乳清蛋白，生物利用率高，也容易吸收。但蛋白粉并不是多多益善，过量的蛋白质会增加肾的负担。有条件的可以看营养门诊，或者住院期间请营养科会诊，针对孩子的具体情况，如诊断、治疗、年龄、体重、营养状况等，给出蛋白质的推荐量。

急性淋巴细胞白血病维持治疗期间，平时饮食该注意些什么？

（1）要满足儿童生长所需的均衡膳食以及治疗期间增加的蛋白质需要。

（2）要根据治疗调整营养供给的方式。一忌不洁、有食品安全风险的食物，二忌没有科学依据、可能有害的偏方。

（3）要建立健康的饮食习惯，均衡营养。多吃五谷杂粮、少吃精白米面；多吃蔬菜水果，少吃深加工零食；多吃优质蛋白，适当控制红肉（不要每顿都吃猪肉、牛肉、羊肉等红肉；可以多吃白肉，如鸡肉、鸭肉、鱼肉等），少吃加工肉类（如腌肉、香肠、腊肉等）；适量补充乳制品和坚果，控制油盐。

（4）注意运动和睡眠。关注孩子的生长发育，满足这个年龄孩子的生长速率。特别是要避免体重过快增加，以免超重和肥胖。

治疗结束后孩子的饮食需要注意什么呢？

治疗刚结束，孩子的免疫力可能还没有恢复到同龄孩子的水平，需要注意食品安全，避免吃食品安全风险高的食物。同时要帮助孩子摄入营养均衡全面的膳食。好的膳食是身体恢复的关键。

可以参考我国膳食指南的推荐，多吃五谷杂粮、少食精白米面；

多吃蔬菜水果，少食深加工零食；多吃优质蛋白（如肉、蛋、奶、鱼、大豆及大豆制品等）；适当控制红肉，少食加工肉类（腌肉、香肠、腊肉等）；适量补充乳制品和坚果，控制油盐。注意不要过度饮食，避免超重。可以到专业的营养门诊给孩子做一个营养评估，听取医生具体的指导方案。

治疗以后孩子体重下降怎么办？

治疗期间，不论是疾病本身，还是治疗方法，都可能导致孩子食欲不好，进食障碍，同时还会增加机体脂肪、肌肉组织的消耗，进而导致体重下降。如果孩子在治疗期间食欲就已经不好了，一定要与医生和营养师讨论营养干预方法，避免孩子体重下降。如果孩子在治疗以后体重下降了，可以看专门的营养门诊。

通常，对于食欲不好的孩子鼓励饮食，另外可以考虑补充全营养的特殊医学用途配方食品作为口服营养补充；对于不能进食的孩子，积极配合医生／临床营养师，进行肠内营养支持，无法进行肠内营养支持再考虑肠外营养支持。

同时也要鼓励孩子多活动，运动有助于保存肌肉组织，还可以增加食欲。

结疗以后可以吃什么保健品来提高免疫力吗？

提高免疫力是身体的一个综合而复杂的过程，并不是吃某一种或几种保健品就可以提高免疫力的，也不是一蹴而就的，而是一个相对长期的过程。我们主要建议从 4 个方面来帮助提高免疫力：

（1）营养均衡的膳食：简单可以概括为五谷为主，多吃蔬菜水果，多吃优质蛋白（如肉、蛋、奶、鱼虾、大豆及大豆制品等），适量补充乳制品和坚果，限制高糖，控制油盐。一般没有必要特地去吃某种特殊的食物或保健品。如果孩子食欲不好，进食量低，在给孩子提供营养丰富食物、鼓励进食的同时，也可以考虑给孩子提供全营养的特殊医学用途配方食品作为口服营养补充液。

（2）适量的运动：运动有助于身体恢复，孩子刚结束治疗，身体会比较虚弱，不宜大量剧烈运动，但是应该每天坚持运动，户外空气好的时候，也可以去户外活动。

（3）保障睡眠：规律且有质量的睡眠对身体恢复和提高免疫力都很有帮助，注意睡眠的环境（光线要暗，安静，温度适宜）。不同

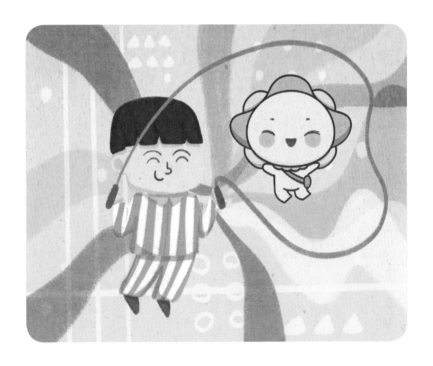

年龄推荐的睡眠时间如下：

　　婴儿（12 个月以内）：12~16 小时

　　1~2 岁：11~14 小时

　　3~5 岁：10~13 小时

　　6~12 岁：9~12 小时

　　13~18 岁：8~10 小时

　　（4）保持好心情、减少压力：心情舒畅对免疫力也有帮助，长期压力大不利于提高免疫力。对于年龄较小的孩子，可能他（她）懂的不是很多，可以在治疗和生活中多一些游戏。如果是大一些的孩子，自己也会担心自己的疾病，如有需要，可以请儿童心理专业人士给孩子进行心理辅导。

日常护理

孩子做完骨穿后，有什么该注意的吗？

骨穿后，医护人员会用无菌的敷贴覆盖穿刺部位，并嘱咐家长为孩子压迫穿刺部位 5~10 分钟。家长需要提醒并协助孩子保护好穿刺部位。通常，24~72 小时后才能取下敷贴，在此之前需要保护敷贴部位不沾水，以免感染。如果穿刺部位有渗血、渗液等现象，就需要及时通知医护人员。

孩子做完腰穿后，有什么该注意的吗？

腰穿后，医护人员会用无菌的敷贴覆盖穿刺部位。家长需要提醒并协助孩子按压穿刺部位 10 分钟，以防出血。通常，24~72 小时后才能取下敷贴，在此之前需要保护敷贴部位不沾水，以免感染。

腰穿后要平躺（不要用枕头）2~6 小时，以免发生低压性头痛。如果孩子发生低压性头痛，可以延长平躺的时间，并且给孩子喝一些盐开水。如果情况严重，可以联系医护人员注射生理盐水。

家中有正在化疗期间的孩子，
家里环境有什么需要注意的吗？

家中保持整洁干净，空气流通清新，室内暂时不要放鲜花、盆花，垃圾桶要加盖，垃圾存放时间不宜超过 2 小时。定时开窗通风，有条件者可以装空气净化器。

有哪些护理器械是可以在家中给孩子使用的？

对于年龄比较大的孩子和行动受限的孩子，有些护理器械可以帮助他们在家中过得更加方便舒适。

（1）轮椅或童车可以让孩子更容易离开家里参加活动。

（2）如果孩子需要长时间卧床，可以用柔软的床垫或充气床垫，以免身体特定部位承受过多压力。对于年龄较大的孩子来说，医用病床会更方便，因为床高和靠背角度都可以调整。

（3）可以给孩子准备洗澡椅、坐厕椅和便壶，让洗澡和如厕更容易。

（4）可以向医护人员咨询，如何在家中借助护理器械更好地护理孩子。

患白血病的孩子该如何清洁口腔？

由于患病，孩子免疫力会下降，可能会出现口腔问题。建议让孩子每天两次用软牙刷清洗牙齿，并使用不含酒精的抗菌漱口水来漱口，这样可以预防多种口腔问题。对婴幼儿来说，可以用棉签将抗菌凝胶涂抹在牙齿上，或用棉签蘸抗菌漱口水擦洗口腔和牙齿，来保证口腔的清洁。

如何缓解孩子的口腔干燥问题？

口干和唇干是白血病儿童的一个常见问题，可能由呼吸、脱水、焦虑、药物或感染引起。家长可以让孩子舔吸冰激凌、冰块、冰冻果汁或饮料来滋润口腔、缓解口渴；如果是营养状况不好的孩子，可以把全营养的特殊医学用途配方食品调配成液体，再做成冰棒或者冰块，既可以缓解口腔干燥，又可以补充营养。也可以定期使用润唇膏或维生素 E 胶丸等来维持嘴唇湿润，并防止嘴唇破裂。

化疗导致口腔溃疡，怎么办？

口腔溃烂是化疗中常见的一个副作用，容易对孩子进食产生影响。孩子的口腔内壁可能红肿或出现产生疼痛的溃疡，也可能出现白色斑块（小凸起），严重者大片口腔黏膜溃破，形成白色膜状物。口腔溃疡的痛感非常强烈，可以用含镇痛麻醉药物如含利多卡因漱口水缓解。小面积溃疡可在饭前用棉签蘸麻醉凝胶轻轻涂抹溃疡，对缓解不适也非常有效。

同时，从饮食营养的角度，我们还可以尝试下面几个小方法：

（1）注意口腔护理，可以指导孩子用漱口水漱口，每次 30 秒钟，注意不要遗漏咽部的清洁。可以自制碱盐水（小苏打 + 食盐 + 水），也可以用医院的漱口水，但不要使用含酒精的漱口水。

（2）口腔黏膜有淤血、出血情形或牙龈肿胀时，不要用牙线，使用棉签代替牙刷来刷牙。

（3）食物以稀软食物为主，例如碎面条、粥、五谷糊糊等。避免干硬的食物，如饼干、薯片、整个的坚果等。同时还是要鼓励孩子多吃高蛋白的食物。可以把蔬菜水果搅拌成泥，方便食用。坚果可以放到搅拌机打碎食用。

（4）如果对固体食物耐受不好，推荐流质。可以是全营养的特殊医学用途配方食品（口服营养补充液），或者自己家里用搅拌机做奶昔等。吃的时候可以考虑用吸管（推荐粗一点的，方便吸稠一些的液体），减少食物跟口腔的接触，减少疼痛。

（5）以冷食和常温食物为主，温度高容易加重疼痛。

（6）口味清淡，避免酸性、高盐、辛辣的食物。以白味为主（不要加刺激性调料，尤其是辣的、酸的）。避免高盐、辣的食物，以及酸性的食物（例如橙汁、柠檬汁、泡菜、腌菜、西红柿制品）。

（7）避免碳酸、苏打饮料。

（8）药物治疗：一般由护士进行口腔清洁护理，如果口腔溃疡是细菌或真菌感染导致，可以静脉或局部使用抗真菌或细菌药物。为了增加孩子进食，可在吃饭半小时前吃止痛药。

（9）考虑营养支持：进食情况持续不好的话，尽早跟医生、营养师讨论，选择适合的营养支持方案，保证营养的供给。

孩子口腔出血怎么办？

如果孩子血小板低，就容易出现牙龈和口腔出血。如果出血，可以用嘴咬住止血纱布，帮助患处止血，然后再用冰的生理盐水漱口。不要随便去除血块，以防止再次发生出血。破损的黏膜局部可用贝复济、口腔炎粉剂、云南白药等涂抹。

平时用软牙刷和棉签进行口腔护理，也能缓解出血症状。注意牙刷一定要软，以免加重牙龈出血。不要给孩子用牙签剔牙，同时尽量避免进食粗硬或者辛辣的食物，以免加重出血。如果情况严重，请及时联系医生采取医疗措施。

如何预防孩子流鼻血？

通过在地上洒水、用湿布拖地或使用加湿器等方法，将室内的湿度保持在 50%~60%，以免鼻黏膜过于干燥。让孩子不要挖鼻孔，避免损伤鼻黏膜。如果感到鼻黏膜容易干燥，可以用无菌石蜡油滴鼻或红霉素（金霉素）眼膏涂鼻腔，每天 2~4 次，也可以每天睡前用红霉素（金霉素）眼膏等涂鼻腔。

孩子流鼻血怎么办？

如果孩子流鼻血，可以让孩子坐直，用手指按压鼻翼，保持 10 分钟。注意不要让孩子平躺或身体后仰。如果鼻血无法止住，就需要及时就医。

如何预防孩子皮肤出血？

保持孩子床铺平整，衣物和床单用柔软的面料，避免皮肤遭受摩擦或划伤。保持皮肤清洁，勤洗澡，洗澡时用刺激性小的肥皂或沐浴露，并且不要用力搓揉皮肤。

化疗期间恶心呕吐怎么办？

我们可以尝试下面几个饮食方面的小方法：

（1）建立食物记录：诱发恶心呕吐的食物因人而异。有的食物可能会让一个小朋友恶心呕吐，但另一个小朋友可能会觉得没有关系。建议家长做个记录：什么食物孩子闻到了或者吃到了就会恶心或者呕吐，记录下来，以后避免在治疗期间给孩子提供这些食物。

（2）准备室温食物：做好的食物凉到室温再端给孩子。高温会加重食物的气味和味道，室温甚至凉的食物更容易被孩子接受。

（3）一次不要吃太多：让孩子不要一次性吃太多食物，尤其应尽量避免进食过多的液体食物，以防止造成胃部的饱胀感。

（4）避免油炸、味重食物：油炸的食物或者气味比较重的食物容易引起恶心，尽量不要给孩子提供这些食物。家长自己也不要在孩子面前吃。

（5）避免油烟：油烟也容易引起恶心呕吐。建议做饭时，让孩子待在通风好的地方。

（6）饭后不要立即平躺：吃过饭后，可以先坐一会儿，或者是把枕头垫高。食物刚刚下肚就平躺容易增加呕吐的风险。

（7）药物控制：恶心呕吐可以通过一定的药物来控制，建议和医生讨论，选择适合的药物。

家长除了尝试以上方法外，还要积极与医护人员沟通，严重的呕吐会造成脱水以及体内电解质的紊乱，是需要及时采取治疗措施的。另外，在孩子不呕吐的时候，家长也要积极地及时给孩子提供液体或者食物，以满足孩子的液体和营养需要。

如何应对化疗导致的腹泻？

（1）避免脱水，保证充足的液体摄入：腹泻容易导致大量的液体和电解质流失，需要及时补充，避免引起脱水和电解质紊乱。如果腹泻量与次数不是很多，可以注意多喝水；和孩子一起看书、看电视或休息时，可以每隔几分钟就给孩子喂一点温水。

如果腹泻剧烈，及时就医排除感染所致的腹泻后，可根据医嘱口服补液盐补充电解质（务必咨询医生，不要自己随意补充）。如果不能正常进食或者腹泻很严重甚至出现脱水等表现时，医生会根据液体丢失量进行静脉补液。如果腹泻存在感染因素，医生会根据具体情况处理。

（2）适当多吃富含可溶性膳食纤维的食物：可溶性纤维可以吸水膨胀，帮助大便成形，对腹泻有一定帮助作用。可溶性纤维可从以下食物来获取：煮熟的燕麦片、香蕉、煮熟的米饭、白面包等。

（3）避免高油、高脂食物：过多食用油腻的食物会加重腹泻。

（4）避免甜饮料，少食用糖醇类甜味剂：避免汽水等甜饮料；控制果汁的量或者用水稀释果汁。糖醇是一类甜味剂，如木糖醇、山梨糖醇等，大量食用也容易引起腹泻。

（5）注意控制乳制品摄入：腹泻持续时间长会影响肠黏膜的正常功能，可能会出现暂时性的乳糖不耐受。如果孩子在喝乳制品以后，出现腹胀、腹泻加重，则考虑先不吃乳制品，或者选择乳糖酶处理过/无乳糖的乳制品，例如舒化奶。

另外，化疗期间或化疗后中性粒细胞减少时应禁止食用酸奶。牛奶应煮沸后食用。

（6）补充肠道益生菌：益生菌对抑制腹泻有一定的帮助，尤其对反复使用抗生素而引起肠道菌群紊乱导致的腹泻。

但是对治疗中的孩子是否使用益生菌，医疗界有一定争议。加上市场上的益生菌种类繁多，质量参差不齐，请务必咨询医生和营养师，听取具体建议。

（7）药物治疗：腹泻可以通过一定的药物来控制，如蒙脱石散对腹泻有良好的治疗作用且不会产生副作用，可以帮助保护肠道黏膜。市面上还有一些其他的药物，但一定要向医生咨询，选择适合的药物。

另外，腹泻可能会刺激肛门黏膜，增加肛周感染的可能性。因此，如果孩子腹泻，每次排便后最好先用温水清洁，并使用消毒液坐浴，然后用柔软的毛巾拍干。有些药物会导致腹泻，可以和医生、药剂师交流，判断是不是必需的药物。

如何应对孩子便秘？

首先，家长需要掌握孩子平常的排便规律。便秘是指相对于孩子的正常情况，排便次数降低，排便困难。比如，如果孩子平常每天排便一次，那么 3 天没排便，就是便秘的症状了。一般来讲，超过 72 小时未排大便就必须进行处理。便秘时间越久，处理起来越不容易。有些药物会导致便秘，遇到便秘的情况应及时跟医生或营养师交流，看这些药物是不是必需的。同时，还可以尝试下面几个小方法：

（1）提醒孩子一有便意就去上厕所，帮助孩子养成定时排便的习惯。

（2）保证充足的液体摄入：喝足够的液体，水或者是汤，也可以是蔬菜汁或者果汁。

（3）多吃富含膳食纤维的食物（果蔬和粗粮），例如西梅、火龙果、梨、桃子、豌豆、青豆、西兰花、胡萝卜、燕麦、红薯、玉米、全麦食品等。膳食纤维可以帮助肠道蠕动，刺激便意，对缓解便秘很有帮助。西梅汁通常能够缓解便秘，可以尝试。如果已经便秘了，不建议大量进食不可溶膳食纤维（如芹菜中嚼不动的纤维部分），容易导致腹胀。

（4）适量运动：运动也可以增加肠道蠕动，帮助排便。在治疗期间，孩子一般都比较虚弱，尽可能地鼓励孩子下床活动，做一做简单的拉伸运动。

（5）药物治疗：通常，尝试上面几种方法后，如果便秘不能得到缓解，可以考虑用药物治疗。缓解便秘有多种药物，作用机制不同，可以跟医生讨论，根据孩子的实际情况选择合适的药物。如果化疗期间孩子用了很多镇痛药物，肠胃蠕动会减慢，这时就更需要及时根据情况使用一些通便的药物。

血小板过低的孩子需要注意些什么？

孩子的血小板过低（一般低于 20×10^9/L），会容易出现自发性出血，因此需要避免一切冲击力剧烈的运动（比如蹦跳、足球、篮球等）。生活中要远离尖锐、带刺的玩具和物品。饮食摄入注意为软食，不要给予骨头等易造成口腔内戳伤的食物；保持大便通畅；年龄小的孩子保持安静，剧烈哭闹易引起颅内出血。刷牙时要使用软毛刷，以减轻牙龈出血。

除非医生建议，否则不要给孩子服用阿司匹林或布洛芬等容易引起出血的药物（有些非处方感冒药中可能会有布洛芬等成分，需要注意）。同时，不要自行给孩子使用栓剂或者测量肛温，以免引起直肠出血。

家长需要随时观察孩子的出血情况，及时发现皮肤出血点、口腔出血、鼻血、消化道出血（呕吐物红色、棕色或黑色）、尿血（小便红色）和便血（大便红色或黑色）等。

化疗后孩子身体虚弱怎么办？

化疗后可以通过饮食调整、适当运动等帮助孩子康复。

首先给孩子营养丰富且均衡的饮食，保障蛋白质及其他各种营养素的供给。食物宜多样化，易消化吸收。1岁以内的孩子，如果是母乳喂养的，可以咨询专业儿科临床营养师评估是否需要强化母乳来提供更多的营养。1岁以上的孩子，如果已经喝牛奶或者其他乳制品了，可以考虑用全营养配方的特殊医学用途配方食品来代替乳制品（特殊医学用途配方食品能提供更丰富的营养素，且单位质量提供的热量和蛋白质也比普通乳制品和幼儿配方奶粉高）。同时保障食品安全，不吃生的肉、鱼、虾、蛋。蔬菜水果清洗干净，去皮食用。

除了饮食以外，为了使孩子身体慢慢强壮起来，建议让孩子适当做一些锻炼。孩子缺乏运动，肌肉得到锻炼较少，更容易萎缩，对化疗的抵抗力就会更弱，抗感染能力也会降低。如果孩子的身体条件允许，建议尽量让孩子多活动，家长也可以带孩子参加户外活动，这些都是有益的。

孩子感到疲惫怎么办?

在白血病的治疗中,孩子感到疲惫是常见的症状之一,他(她)可能会说自己很累。为了帮助孩子战胜疲惫,家长可以从以下这些方面入手:

(1)做好每天的活动计划,尽可能维持孩子平常的生活形态,并根据其体能情况安排适当活动。尽量减少孩子使用电子产品的时间。

(2)尽可能每天都鼓励孩子进行锻炼,帮助孩子增强体力和耐力。

(3)如果孩子胃口不好,建议用少吃多餐的方式,在孩子醒着的时候,每隔2~3小时让他(她)吃一些健康、有营养的食物,并摄入足够的水分。

(4)让孩子按时睡觉,每晚获得充足的睡眠。如果孩子因疼痛而无法入睡,可以联系医护人员,咨询可用的止痛办法。

患白血病的孩子发热时,可以吃退烧药吗?

患白血病的孩子一般可以吃两类退烧药:以对乙酰氨基酚为主要成分的和以布洛芬为主要成分的。

其他很多退烧药成分如阿司匹林、复方氨基比林、吲哚美辛(别名"消炎痛")等会有一定的副作用,一般不适用于白血病儿童。

孩子发热时,如何进行物理降温?

首先,家长应明确孩子是否需要降温。如果孩子不出汗、手脚冰凉、打寒战,那么就应该避免降温,而是要加强保暖,给孩子盖上被子或毛毯。

如果孩子燥热不安或大量出汗,那么可以通过以下方式来给孩子进行物理降温:

(1)保持孩子房间温度适宜、空气流通。可以将孩子安置在室温25~27℃的空调房里,或者用电风扇增加空气流通,使孩子体温慢慢降下来。但空调和电扇都不要对着孩子直吹。

(2)如果孩子出汗,可以适当减少衣物。

(3)用32~34℃的温水(不要用酒精)给孩子擦洗身体,以利降温。擦洗过程中,最好在孩子头部放上冰袋或冷毛巾,以免孩子头部充血。擦洗时,最好避开后脖颈、胸口、肚子、脚心等部位,因为这些部位对低温比较敏感。可以擦洗前脖颈、腋窝、腹股沟、臀部、腿部、脚踝等部位。擦洗过程最好不要超过20分钟,以免着凉。家长要注意水温,如果水温过低,则要及时添加热水。

(4)可以使用退热贴和冰枕。不过如果孩子年龄较小,不建议使用冰枕,最好用退热贴。

(5)给孩子适度喝水。喝水有助于发汗,并防止孩子脱水。

化疗会引起脱发吗？该怎么应对？

有些化疗药物可能会引起脱发，或者导致发质稀疏。脱发症状通常在治疗开始后 7~10 天出现。在脱发严重的时候，所有的毛发可能都会脱光，包括眼睫毛、眉毛、腋下毛发、阴毛等。家长需要帮助孩子及时清理掉落的头发。

不同孩子对脱发会有不同的反应。有的孩子会将头发尽量剪短，也有的孩子干脆选择剃光头发。家长可以给孩子买一顶他（她）喜欢的假发，或者漂亮的帽子或头巾，增强孩子对自己外表的自信。如果采用假发，一定不要贪图便宜购买市面上常见的假发，容易导致局部感染。应采用质量好的生物假发，但这类假发会比较昂贵一些。

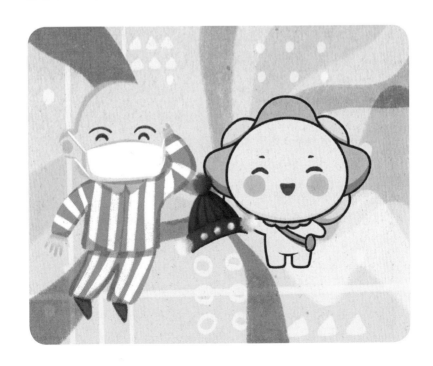

当化疗停止或者剂量减小时，头发通常会重新长出来。不过，新长出的发量和质地都可能与癌症治疗前略有不同（可能变得更卷、更密，也可能变得更稀疏）。

患白血病的孩子可以运动吗？

可以。运动能提升孩子的身体素质，提高孩子对化疗的耐受性，达到更好的治疗效果，还能让孩子的生活更丰富多彩，促进其心理健康。如果孩子身体允许，每天最好活动至少 1 小时。如果孩子年龄较大，可以活动更久。每次活动最好持续 15 分钟以上。

需要注意的是，如果孩子在治疗中出现心肌损害，需要适当减少运动量，保证安全。不同的化疗期间，其运动耐受也会有不同，应咨询医生。

对于维持期和完全停药的孩子，可以每天进行 1 小时以上中高强度的运动，比如快走、骑自行车、慢跑、有氧健身操等。运动对孩子治愈后身体健康的恢复非常有好处。但不要进行过于剧烈的运动，尤其是会出现身体剧烈碰撞的运动。

为什么不要让探视的亲友给孩子送花？

鲜花是常见的过敏原，容易引起孩子的过敏反应。而对过敏的处置方式和白血病的治疗在一定程度上是矛盾的。因此，为了不影响白血病的治疗，最好让孩子避免接触鲜花等过敏原。

此外，鲜花花篮底部的营养土、花瓶里的水等，都很容易滋生细菌及真菌，会增加孩子感染的机会。

化疗期间的孩子外出，需要注意些什么？

尽量少去人口密度大、空气不流通的公共场所，更不能到内外温差过大的地方。可以到空气流通良好、人口密度较低的开阔的地方活动。在人多的环境中需戴口罩，并勤换口罩；同时避免接触正在感冒、咳嗽等生病的人群。

患白血病的孩子可以接种疫苗吗？

患白血病的孩子可以接种灭活病毒做的疫苗，如脊髓灰质炎注射疫苗（不是糖丸）、乙肝疫苗、百白破疫苗、流感疫苗、甲肝灭活疫苗、乙脑灭活疫苗等。这些疫苗不会对孩子产生有害的作用。不过，由于患白血病的孩子免疫力较低，这些疫苗是否能够起到预防疾病的作用，或者要接种多少剂才能起到预防作用，要视孩子的身体情况而定。因此在接种疫苗前务必咨询医生。一般建议停止化疗后 6~12 个月，孩子免疫功能恢复，接种灭活疫苗才有可能起到预防疾病的作用。

减毒疫苗（比如水痘疫苗、麻腮风疫苗、卡介苗、脊髓灰质炎糖丸等）有可能会导致免疫力差的孩子患病，因此在化疗期间及停止化疗后 6 个月内是不能接种的。建议停止化疗 6~12 个月，孩子免疫功能恢复后才能接种减毒疫苗。

对于进行了造血干细胞移植的孩子来说，需要在移植成功后两年以上，并且停用所有免疫抑制剂半年以上，没有任何移植物抗宿主病迹象，且复查免疫功能后发现免疫功能已恢复，才能考虑接种减毒或灭活疫苗。

患白血病的孩子可以拔牙吗？

患白血病的孩子拔牙需要小心，尽量避免过度出血、感染。是否能拔牙，要根据孩子血红蛋白水平、血小板计数、白细胞计数等指标来判断。如果孩子的血红蛋白高于 70g/L，血小板计数高于 50×10^9/L，白细胞计数不低于 3.0×10^9/L，中性粒细胞计数不低于 1.5×10^9/L，且在化疗休疗期，身体状况良好，没有发热、感染等症状的情况下，是可以拔牙的。

如果孩子的身体状况没有达到这个标准，那么应该先进行治疗，等病情缓解、孩子身体状况好转后再拔牙。拔牙后，也最好使用止血药和抗生素来避免出血过多和感染的发生。

维持治疗中需要戴口罩吗？

一般情况下，孩子不需要戴口罩。孩子在空气较好的情况下进行户外活动也不用戴口罩，偶尔到人群密集的地方可以戴。国内医院人流多且复杂，所以在医院时可以戴口罩。如果需要，也可以考虑使用可穿戴式空气净化器。

维持治疗中的孩子可以和其他小朋友玩吗？

孩子可以跟其他小朋友玩，但是不宜在同一时间与过多小朋友接触，因为人多易造成空气混浊。此外，还需注意这些小朋友有没有感冒症状，以避免孩子被感染。

急性淋巴细胞白血病儿童治疗期间和维持期间是否可以入园或者上学？家长应该注意哪些问题？

在治疗的前半年要巩固强化，孩子会反复住院，所以没法上学。在维持期，孩子血象正常时是可以上学的，建议跟老师、学校沟通好，需要老师有所关注。一般来说维持期孩子的状态和其他孩子没什么区别，需要注意食物的清洁卫生、多喝水等一般的护理事项，暂时避免过于剧烈的运动。

造血干细胞移植后，对孩子的护理有什么需要注意的吗？

（1）注意卫生，防止孩子感染。

（2）监督孩子按时服药，不能自行调整药量或擅自停药。

（3）每天给孩子记录体温和血压。

（4）定期记录孩子的血常规，以便复查时供医生参考。

（5）带孩子定期复查。

（6）接受异基因造血干细胞移植后 6 个月内，不要让孩子受到阳光直射。可以通过使用长袖衣物、阳伞、防晒霜等避免晒伤，以防刺激皮肤，引起移植物抗宿主病。

（7）如果孩子皮肤干裂，可以使用滋润的润肤霜。

（8）孩子洗头需要用温和的洗发水，不要用刺激性的或者去头屑类的洗发水。

（9）如果孩子头皮干燥，可以在头皮上涂润肤霜或橄榄油。

（10）天冷的时候，孩子外出需戴上帽子或头巾来防寒。

（11）督促孩子进行力所能及的运动，保证孩子充足的睡眠。

（12）如果孩子有不适（如皮肤瘙痒、掉皮、发热、腹泻等），需尽快就诊。

（13）接受异基因造血干细胞移植的孩子容易出现干眼症，因此，如果孩子出现眼部不适、发干等症状，需要及时去医院眼科就诊。

如果孩子因移植物抗宿主病出现皮肤症状，该如何护理?

（1）保持孩子皮肤的清洁，及时清洗掉坏死的皮屑，避免感染。

（2）保持孩子床单的干净整洁。

（3）如果孩子皮肤干裂，可以涂抹滋润度高的润肤霜。

（4）如果孩子皮肤瘙痒，可以涂抹炉甘石洗剂，或向医生咨询是否有合适的药物。

（5）如果孩子的皮肤剥落，家长要告诉孩子不要撕拉皮肤，而是用经过消毒的剪刀剪去剥脱的皮肤。

（6）如果孩子的手脚掌出现疼痛，就不要让孩子做任何用力的动作，不要提重物，可以冷敷以减轻疼痛。

（7）如果孩子身上出现较大的水泡，应与医护人员联系，在医护人员的指导下用无菌注射器抽出水泡里的液体，并敷上敷料。

移植多久之后，孩子可以回学校上课？

一般情况下，接受自体造血干细胞移植的孩子，在移植成功、疾病稳定后 6 个月到 1 年后可以回学校上课；接受异基因造血干细胞移植的孩子，要在移植成功、疾病稳定后 1~2 年后才能返回学校。学校环境比较容易导致感染，家长需要尤为注意。

PICC 及输液港居家护理

白血病儿童为什么要进行 PICC 置管?

PICC 全称为"经外周静脉穿刺的中心静脉导管",它是将一根由特殊材料制作的、长长的导管,从孩子上臂的大静脉(对于小婴儿,可能会通过腿部的静脉,如大隐静脉)放入血管一直到达上腔静脉或者下腔静脉。由于上腔静脉的血流速度比其他静脉更快,因此可以更快地稀释输入的药物,减少对血管的刺激,也可以减少频繁输液对皮肤的刺激。因此,PICC 置管可以帮助孩子更容易接受经静脉用药和化疗。

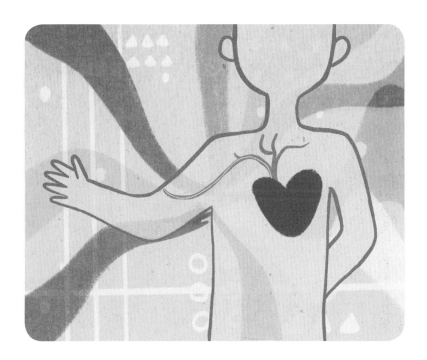

由于白血病儿童往往需要长期注射化疗药物，因此医生通常会建议进行 PICC 置管。

PICC 置管有什么优缺点？

PICC 置管的优点在于使用方便，减少反复外周穿刺给孩子带来的痛苦，保证各项治疗的顺利进行。它不影响正常起居活动，费用也相对便宜。

由于导管有部分需要在体外固定，因此若维护不当可能会导致导管相关感染、导管脱出或断裂等风险。且导管需要定期维护，正常情况下需 7 天维护一次，如有针眼渗血、敷贴卷边、穿刺部位有红肿热痛等表现时需要及时进行处理。

PICC 的使用时间是多久？可以重复置管吗？

PICC 使用时间应依据不同导管材质和厂商使用说明，原则上不超过 1 年。但如果出现不可解决的并发症，应随时拔管。如果孩子病情及治疗需要，且血管条件允许，PICC 可以重复置管，但随着导管留置时间的延长，对留置静脉可能有一定的损伤，因此，重复置管时应避免选择同侧。

PICC 置管后，家长在家需要多久观察一次导管？

居家过程中，家长可随时观察导管的情况，每天不少于两次，分别是清晨和睡前，预防孩子晚上睡觉期间和一整天活动后出现异常，比如薄膜松脱等，发现异常必须及时就诊。

PICC 置管后，家长在家需要从哪些方面观察导管的情况？

在居家过程中，家长必须每天随时观察导管的情况，主要包括敷料有无松脱、潮湿、卷边、污染，穿刺点有无发红、疼痛情况，输液接头有无松脱，以及导管外露的情况。

PICC 置管后出现哪些异常情况时，家长需要及时带孩子到医院就诊？

如果发现以下异常情况，家长需要及时带孩子到医院就诊：

（1）敷料有污染、卷边、松脱或潮湿。

（2）导管体内部分滑出体外。

（3）置管侧手臂麻木、肿胀、疼痛。

（4）穿刺点渗血且按压无效。

（5）穿刺部位出现红肿、疼痛、分泌物。

（6）导管内有回血。

（7）导管断管、破裂。

哪些情况属于 PICC 置管后的突发紧急情况？如何处理？

导管断裂、脱落及肝素帽或输液接头脱落属于突发紧急情况。发现导管断裂，请立即将可见的外露导管反折，并用干净的棉布、纱布、皮筋、夹子或胶带按压固定断管端（目的是避免导管残端滑落至血管内）。当确保外露导管残端夹闭且不会滑落至身体内后，需要马上去医院就诊处理。

PICC 置管后，在测量血压、做影像检查时需要注意什么？

（1）严禁在置管手臂穿刺口上方进行血压测量、扎止血带。

（2）普通 PICC 不可用于 CT、MRI 检查时推注对比剂（耐高压导管除外）。

PICC 置管后是否需要定期维护？多少天维护一次？维护时需注意什么？

导管需要定期进行维护。无异常情况每隔 7 天需维护一次，如出现贴膜松动、污染等异常情况要随时到有相应资质的医院进行维护。注意维护时孩子置管侧手臂避免随意挪动，以免换药时导管脱出，换药时孩子和陪伴家长需戴好口罩，减少导管感染机会。如有什么异常请及时反馈给维护的护士。

PICC 置管后，孩子能进行哪些
日常的活动？哪些活动是不能做的？

在居家过程中，装置导管的一侧手臂进行日常活动都没有问题，例如吃饭、写字、画画、搭积木等；为促进血液循环，置管侧手臂可以做握拳、伸展等柔和的运动。

但要避免置管侧手臂负重和剧烈活动，如举哑铃、引体向上、手臂过度上举、大幅度弯腰、打球、游泳、长时间打游戏等。

PICC 置管后孩子能洗澡吗？

装置 PICC 这一侧的手臂的清洁是非常重要的，能够避免感染的发生。置管侧手臂是可以淋浴的，但是要避免盆浴和泡浴。淋浴时可以用保鲜膜在置管部位缠绕 2~3 圈作为"临时袖套"，可以加上胶布两头固定，分别确保贴膜边缘距离袖套边缘 3~5 厘米，并在淋浴时举起置管侧手臂。对于不能沐浴的小朋友，可每日清洁贴膜以外的手臂皮肤。

PICC 置管后，平时生活中应该如何保护导管？

平时生活中为了保护导管，可以给孩子的置管处安装保护套，比如用宽松的丝袜或网套固定（选用干净的棉质网套，有不同型号，可以根据小朋友手臂粗细选择合适的型号，松紧适宜即可），还可以穿带有加固拉链或扣子的内衣，注意衣服袖口不宜过紧。穿脱衣服时记得先穿置管手臂，脱衣服时先脱没有置管手臂。穿脱衣服时注意勿牵拉导管，防止导管脱出。

叮嘱孩子不要玩弄导管，更不要让其他孩子接触或玩弄导管。不要在导管附近使用剪刀等尖锐物品，以免不小心损伤导管。

儿童 PICC 置管会有静脉血栓的风险吗？

血栓是所有静脉置管（PICC 或输液港）患者都可能存在的风险。它的发生有多种因素，比如曾经有过血栓史、曾经多次置入中心静脉导管、危重患者、凝血时间异常、存在导致高凝状态的慢性疾病、肿瘤患者、手术、外伤、低龄儿童或老人等。

怎样预防 PICC 在体内留置发生血栓的问题？

导管相关性静脉血栓是 PICC 置管后可能发生的并发症之一，但是通过预防可以降低甚至避免血栓的发生。

首先，导管置入侧肢体要正常进行日常活动。我们强调置入侧肢体不可剧烈运动，比如提举重物、打球等，但是吃饭、写字、画画、搭积木等这些正常活动不但可以丰富孩子的生活，而且可以预防血栓等并发症发生。

其次，置入侧手臂可以做握拳松拳的动作，或者应用握力小球进行手部运动，每日多次，每次 10~15 分钟，以促进置入侧手臂的血液循环。

再次，患者应适量饮水，以增加血容量。如置入侧肢体出现肿胀、疼痛，要提高警惕，及时就医，必要时进行超声检查，一旦确诊血栓形成应及时就医，遵医嘱给予溶栓治疗。

PICC拔管需要注意什么问题？

拔管前建议做血管B超和X线胸片检查，B超检查可排除血栓，胸部X线检查可确认导管在体内的完整性。拔管时可能出现局部出血、空气栓塞、拔管困难、导管断裂等并发症。因此，拔管时尽量让孩子放松，保持安静，避免哭闹。同时建议到PICC专科门诊或病房拔管，避免意外发生。

PICC和输液港有什么区别？

PICC与输液港都属于长期留置的静脉输注通道，都能在安全可靠的前提下减少孩子反复静脉穿刺的痛苦。二者对比见表1。

表1 PICC与输液港对比

	PICC	输液港
留置途径	经外周静脉置入中心静脉	经锁骨下静脉置入中心静脉
留置时间	1年	通常3~5年
留置部位	置于手臂肘窝处或上臂，连接器和部分导管会位于体外	置于胸部锁骨下浅皮层下，完全位于皮层内，不与外界接触
维护周期	1周	连续输液期间为1周，出院期间为1个月

续表

	PICC	输液港
优点	安全可靠，长期留置；可输注刺激性药物，减轻孩子痛苦；创伤小；置管费用较输液港低	安全可靠，长期留置；可输注刺激性药物，减轻孩子痛苦；并发症较 PICC 少；携带方便，大大减少了院外维护次数
缺点	对外周静脉条件要求较高；并发症较输液港多	置管费用较 PICC 置管高；对孩子的健康状态要求较高，要求无感染及发热，且血常规及凝血功能皆接近正常值，因此置管时机受限；置管及后期取出港体时创伤比 PICC 置管大

在白血病儿童中，两种输液通路都可以选择，建议听从专业人士的建议。

在家里，家长该如何观察输液港的情况？

如果孩子装了输液港，家长需要每天观察置管处的皮肤，看有没有发红、肿胀、发热、疼痛、局部硬块、渗液等情况。还需要注意倾听孩子的诉说，如果孩子说胸前区、置港侧手臂等部位出现肿胀、疼痛，需要引起重视。如果出现这些情况，应尽快带孩子就医。

日常生活中该如何维护输液港？

（1）每月按时去医院进行维护，冲洗导管，防止堵塞。

（2）叮嘱孩子不要玩弄皮下的注射座，也不要让其他人接触或玩弄注射座。

（3）注意保护置管处，避免外力撞击。

（4）减少置管侧的肢体上举、扩胸等大幅度活动，避免负重活动。

（5）给孩子穿宽松透气的衣服。

（6）保持置管处皮肤的清洁，每天用温水擦浴。

（7）每日观察港座周围的皮肤状况，如有异常及时回院处理。

（8）如果置港的孩子年龄较小，家长不要把手伸到孩子腋下，托举孩子抱起，也不要提着孩子两只手教孩子学走路。

康复后护理

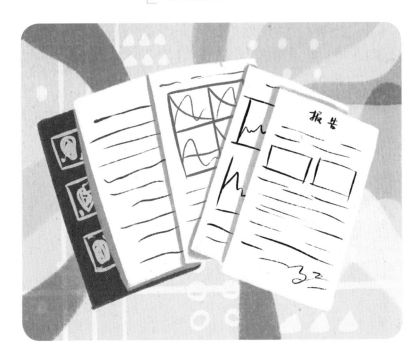

为什么康复后还需要一直保存治疗时的病历记录？

    白血病治疗过程中的化疗有远期副作用，在多年之后依然有可能造成二次肿瘤，而且这种风险是与治疗时的方案和剂量相关的。因此，即便是孩子成年后，也需要持续进行复查，以便监测远期副作用。因此，在治疗结束后，需要保存孩子在治疗期间完整的病例记录，以便在未来复查时帮助医生了解治疗白血病时所用的方案，来进行更准确的检查和判断。

治疗结束后小朋友可以回学校上课吗？

从整体而言，孩子是可以回校上课的。但这个问题需要考虑不同地区、学校、环境以及孩子的心理状况。首先，家长要考虑同学和老师是否会出现歧视和排斥情况。通常在经济发达的地区，由于宣传教育做得比较好，社会较宽容，家长与学校和老师沟通后，老师和同学不但不会出现歧视，还会非常友好。但现在并不是所有地方都是如此。另外一点就是学校卫生环境和空气环境的问题。班级学生太多，易致使空气质量差，容易发生感染。幼儿园也存在同样的问题。如果幼儿园或学校没办法达到比较好的卫生条件时，家长就要慎重考虑返校（园）问题。

康复后需要控制体重吗？

治疗结束后需要注意生活饮食习惯，控制体重。超重会增加很多日后患癌症的风险，如乳腺癌、胰腺癌、直肠癌、子宫内膜癌等。

康复后能正常运动吗？

康复后推荐进行适当的规律运动。如果有条件，可以考虑每天30~60 分钟的中强度运动（比如快步走、骑自行车、瑜伽、打乒乓球等），每周也可以加上适量的高强度运动（如跑步、游泳、跳绳、有氧操、打篮球等）。

儿童白血病停药后，中医调理身体靠谱吗？

如果想寻求中医治疗的话，要去正规的医院，避免采纳民间偏方。另外就是要跟中医医生和西医医生都交流，因为有的中草药和一些西药一起用时会发生不良反应，需要注意。

心理篇

如何与孩子一起面对白血病?

是否需要如实告诉孩子患病的情况？

我们建议家长通过合适的方式，向孩子如实讲解他（她）的病情。这是因为，如果孩子发现事实与父母所说的不同，他们会有一种被家人和朋友孤立的孤独感，同时也容易失去对父母的信任。并且，由于孩子们有着丰富的想象力，因此他们可能会把事情想象得比实际糟糕，甚至对治疗产生错误的消极想法。对孩子来讲，比起一个"不好"的事情，不知道会发生什么可能更可怕。

告知病情的同时，我们还应向孩子告知大概的治疗方案和治疗过程，让孩子知道：我生了什么病？这个病需要如何治疗？在治疗中我可能会经历什么？经历过这些治疗对我的疾病有什么好处。

用孩子能够理解的方式，尽量全面地告诉孩子这些事实，可以帮助孩子建立对病情的正确认知，让他们更好地了解积极参与治疗的重要性，变得更愿意合作。同时，对病情的正确认知和引导，可以让孩子变得更加勇敢，建立与疾病斗争的勇气。

当然，每个家庭都有自己的沟通方式，是否告知、何时告知需要根据家庭的具体情况来判断，并没有绝对的对错之分。重点在于正确地引导孩子，让孩子用积极的态度来面对现实的情况，更好地抗击疾病、配合治疗。

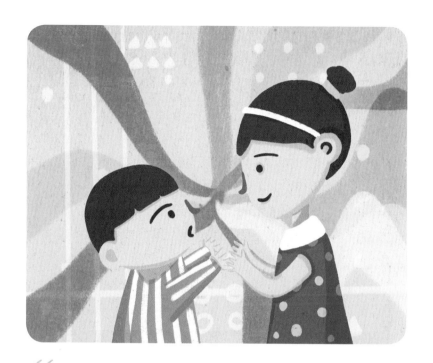

家长该如何告诉孩子患病的实情？

父母在跟孩子说起白血病是什么、怎么治疗白血病的时候，需要根据孩子的年龄来选择用词。如果医院有社工等专业人员，可以请教他们或者请他们协助。如果能有相关的涂色书、绘本、"教学"玩具等作为辅助，效果会更好。

在向孩子具体讲解病情之前，可以先问问孩子，他（她）认为是什么让他（她）得了白血病的。这样就有机会纠正孩子的一些错误想法。

需要注意的是：孩子通常是通过反复地"做""看""听"等直观体验来学习东西的。所以家长可能需要耐心地、反复地为孩子讲解，直到消除他（她）的疑惑和恐惧。孩子的年纪越大，可能越会想要了解自己的病情和治疗相关的信息。

同时，在和孩子交流病情时，倾听重于告知。当孩子提问时，可以用问题来回答，比如"你为什么会这么想呢？"以鼓励孩子更多表达自己的想法，使家长更好地了解孩子的认知与需求。

与孩子实时沟通治疗进展、告知治疗方案对于安定孩子的情绪非常有帮助。许多家长认为，孩子对治疗方案听不懂，就不去跟孩子解释。但孩子往往因此而焦虑恐惧，有的孩子会担心自己经受"可怕"的治疗，于是一看见医护人员就大哭大闹、拼命反抗；有的孩子看到大人的紧张焦虑却不告诉自己，会以为是自己的错，默默难过和自责。所以，用孩子能理解的方式向孩子告知治疗方案非常重要。

如何向孩子解释白血病是什么？

为了帮助孩子理解白血病是什么，可能需要先告诉他们一些关于人体的基本知识，不过最好避免使用"不好的细胞"和"好的细胞"之类的说法，否则，孩子可能会误会，认为生病是因为自己做错了事。可以用"病了的细胞"和"健康的细胞"来解释。"病了的细胞"并不是"不好的细胞"，它们很脆弱，需要我们的照顾使它们变回"健康的细胞"。这里，我们给出一段向孩子解释白血病的例子，供家长们参考：

> 我们的身体是由小小的细胞组成的。细胞很小，小到肉眼都看不到，只能通过显微镜才能看到。在健康的身体里，我们很多功能都是由这些小小的细胞一起合作完成，比如看风景、听音乐、抚摸等。我们血液里也有细胞，这些细胞是

在骨头里面的一个"工厂"里生产出来的，这个工厂叫作骨髓。骨髓工厂可以制造出 3 种对人类很重要的血细胞：红细胞、白细胞和血小板。其中，红细胞可以帮助人类运送重要的氧气；白细胞则负责找到伤害人类的坏家伙并打败它们；血小板可以帮助受伤的人类止血。白血病就是其中的白细胞生病了，它们没办法正常地工作，没办法正确地找到坏家伙，有时候还会不小心把善良的其他细胞也当作坏家伙，攻击它们。

家长该如何帮助孩子面对白血病？

不同年龄的孩子对白血病的理解和反应是不同的。孩子的个性、处事方式、心理成熟度等，也都将会影响他（她）应对这个事实的方式。家长需要让孩子知道，自己会理解并接纳他（她）的所有感受。

家长还可以告诉孩子，他（她）可以通过各种方式来表达自己，比如聊天、写日记、画画。如果身体条件允许，孩子甚至还可以参与一些激烈的运动，比如跑步或者是打沙袋。让孩子们知道，回答"我现在不想说"也是没问题的。

孩子可能会因为自己患病而感到生气、负罪感、伤心、孤独和害怕，但是很多时候他们也会像平时一样感到开心。作为孩子，他（她）是不懂得应该如何应对和处理这么多因为患病带来的情绪和感受的。因此，他（她）的行为模式往往会发生变化。通常，他们会变得更加依赖家长，甚至会退回到小时候的行为模式（心理学上称之为"退行"），从而可能表现出尿裤子、无理取闹等行为。

家长需要用平常心看待孩子的情绪变化，同时让孩子知道，在没有患病的时候，他（她）也会产生这些情绪。这样可以帮助孩子更加理性和积极地看待疾病。同时，家长也可以和孩子分享自己的感受，这对孩子是有好处的。如果家长能如实和孩子分享自己的感受，让孩子了解到，每个人都会有开心和不开心的时刻，这些都是正常的，那么就可以帮助孩子更加积极而平静地面对疾病和治疗。

另外，家长也可以告诉孩子，医护人员会照顾他（她），而爸爸妈妈也会继续支持他（她）。在治疗的过程中，孩子很可能会感到非常脆弱，因此，让孩子明白，了解到在整个过程中家长会一如既往地爱他（她），是非常重要的。和患病前相比，孩子可能会向家长要求更多保证，而家长需要通过行动让孩子明白，自己会一直在身边支持他（她）。

如何帮助婴儿期（1岁以内）的孩子更好地面对白血病？

婴儿对白血病及其影响是没有概念的，但会对出现在他（她）生活中新的人和事，以及周围环境的变化做出反应。他们可能会因为和熟悉的人分离而产生焦虑，甚至缺乏安全感。作为家长，可以多注意以下几点：

（1）婴儿患病期间，尽量由母亲本人照顾。如果不能，则尽量由孩子最亲近的人照顾，不要频繁更换照顾者。

（2）母亲或婴儿的其他照顾者的情绪稳定非常重要，应温柔耐心地对待婴儿，尽可能多地对孩子微笑，陪伴孩子，经常和孩子说话、玩游戏，多拥抱、抚摸、轻摇孩子来安抚他（她）。

（3）如果母亲或照顾者必须离开，可以在孩子身边留下有着自己气味的衣物，让孩子更有熟悉感和安全感。

（4）维持原有的生活方式也能让孩子更有安全感。因此，如果可以的话，即便在医院里，也尽量像在家时一样照顾孩子，尽量维持原有的固定喂食模式、沐浴和睡眠时间等。

（5）不要在孩子睡着的时候进行一些会让孩子疼痛的操作（比如抽血）。更好的做法是在治疗前摇醒孩子，并在操作时分散孩子的注意力，以减轻疼痛，并且在操作之后安抚孩子。这样会让孩子更有安全感。

如何帮助幼儿期（1~3 岁）的孩子更好地面对白血病？

这个时期的孩子开始想要变得独立，获得一种对自我"掌控"的感觉。而患病时原有生活模式的改变容易让他们感到生活失去控制，和家长分离、与陌生人接触也会让他们感到害怕。但他们通常还不太会用语言描述自己的感受，而是倾向于用行动来表现，因此他们的行为模式往往会产生一些变化。此外，他们可能还没法理解白血病是怎么回事，容易因此产生丰富的想象，甚至是错误的想法（比如，他们可能认为"我不好，所以才会得病"）。针对这些表现，家长可以从以下几点入手：

（1）家长需要尽量维持原来正常的生活起居，比如原有的固定吃饭模式、沐浴和睡眠时间等，并且不要频繁更换照顾孩子的人。

（2）家长在孩子面前尽量保持情绪稳定，避免情绪崩溃或者彼此激烈争吵。当感觉自己情绪不好的时候，可以避开孩子表达、沟通或者发泄。

（3）家长可以尽量多地陪伴孩子，安抚他们，告诉他们每个人都会有不开心或者生气的时候，这是正常的。不过也需要给孩子设立一些必要的行为准则，让孩子知道，即使在情绪激烈的时候，也要考虑哪些行为是合适的，哪些是不合适的。

（4）如果家长必须离开，最好告诉孩子自己去哪儿、何时回来。还可以给孩子留下一些自己的东西，比如照片和自己的衣服等，这样可以缓解孩子对分离的焦虑。

（5）家长可以引导孩子，让他们找到自己喜欢的方式来表达情绪，比如捏橡皮泥、画画、玩积木等。

（6）可以给孩子置办一些让他（她）有安全感的物件，比如毛绒玩具、毯子等，并允许他们随身携带。

（7）可以让孩子多参与游戏，玩他（她）自己喜欢的玩具，让孩子在这个过程中找到掌控感。

（8）家长还可以给孩子分配一些任务，比如"拿好你的小水杯"。这会让孩子对生活更有掌控感。

（9）在可以的时候，尽量让孩子自己做选择，比如："你想在左边这只手打针呢，还是右边这只手打针？"不过尽量不要让孩子在无法选择的时候去选择。比如，不要问孩子："准备好吃药了吗？"，可以问："该吃药啦。你想吃完药之后喝水还是喝果汁？"

（10）用简单的词语、图片、绘本等，告诉孩子生病后大概会发生些什么，并向他（她）解释，这一切并不是对他（她）做错事的惩罚。

（11）在进行治疗或操作前，用简单的语言让孩子明白将要发生的事情。

如何帮助学龄前（3～5岁）的孩子更好地面对白血病？

这个时期的孩子开始渴望独立，但患病过程中，正常生活模式的打乱会让孩子感到生活失去控制而无所适从，行为模式也往往会发生变化。学龄前的孩子已经学会了一些词汇，但有时容易误解大人的措辞，会根据自己的想象来编造理由去解释发生的一切。通常，相对于语言，游戏的形式更容易帮助学龄前的孩子理解具体的事情。针对这些，家长可以从以下几点入手：

（1）给孩子时间，让他（她）渐渐适应新的变化。

（2）这个时期处于孩子的"第一逆反期"，孩子可能一改往日的乖巧顺从，而变得更注重表达自己的意愿。家长可以鼓励孩子独立，如自己穿衣、吃饭，并称赞他们的独立。

（3）家长可以给孩子分配一些任务，比如："拿好你的小水杯"。

（4）在可以的时候，尽量让孩子自己做选择，比如"你想在左边这只手打针呢，还是右边这只手打针？"不过尽量不要让孩子在无法选择的时候去选择。比如，不要问孩子："准备好吃药了吗？"可以问："该吃药啦。你想吃完药之后喝水还是喝果汁？"

（5）让孩子通过"过家家"等游戏方式来表达情绪。

（6）让孩子多接触医疗器械的模拟玩具，或者安全的医疗器械及用品（比如血压计的袖套）。

（7）用简单的词语、图片、绘本等，告诉孩子生病后大概会发生些什么，并向他（她）解释，这一切并不是对他（她）做错事的惩罚。解释的时候，不要使用孩子无法理解或容易误解的词汇。

（8）在进行治疗或操作前，用简单的语言让孩子明白将要发生的事情。不要使用孩子无法理解或容易误解的词汇。

如何帮助学龄儿童（6~12岁）更好地面对白血病？

这个时期的孩子会更加独立，也会更多地受到同龄朋友的影响。因生病而离开学校和朋友，可能会让孩子很沮丧，也会让他（她）感到生活失去控制。同时，学龄的孩子对语言和生理知识也有了更多的了解，但对一些医学术语依然无法很好地理解，因此可能会对一些医学操作感到害怕。针对这些，家长可以从以下几点入手：

（1）多与孩子沟通，鼓励孩子表达自己的感受，安抚孩子的担忧、不安及内疚感。

（2）根据孩子对现状的了解情况，父母可以与孩子讨论当下的困境，不要避讳或敷衍、搪塞，这会让孩子更加不安。讨论的时候，应强调全家应对困境的办法和决心，为孩子增加精神支持和应对疾病的决心。

（3）鼓励孩子通过电话、微信、电子邮件、书信等方式，和他（她）的朋友们保持联络。

（4）当孩子恢复到一定程度，可以接受探访时（请咨询主治医生的意见），邀请他（她）的朋友来探望。

（5）让孩子尽可能多地参加到学校生活中，比如功课、做作业以及他（她）可以参加的学生活动，可以减少孩子的失控感。

（6）让孩子尽可能多地参与到各种游戏和活动中，也是减少失控感的好办法。

（7）家长可以给孩子分配一些任务和工作，培养孩子对生活的掌控感。

（8）在可以的时候，尽量让孩子自己做选择，比如："你想在哪只手上打针呢，左手还是右手？"不过尽量不要让孩子在无法选择的时候去选择。比如，不要问孩子："准备好吃药了吗？"可以问："该吃药啦。你吃完药之后想喝水还是喝果汁？"

（9）鼓励孩子多尝试新事物，培养他们的勇气。

（10）让孩子多接触安全的医疗器械及用品（比如血压计的袖套、听诊器等），熟悉感会减轻孩子对医疗操作的害怕。

（11）用简单的词语、图书等，告诉孩子生病后大概会发生些什么。

（12）在进行治疗或操作的前几天，用简单的语言让孩子明白将要发生的事情。

如何帮助青少年（13~18岁）更好地面对白血病？

这个时期的孩子自我意识更强，会更加在意自己的自尊与隐私，也会更在意其他人的目光。同时，同龄的朋友对青少年也非常重要。疾病和治疗或多或少会让孩子觉得自己和周围的朋友不太一样，这可能会影响孩子的心理状态，也可能会导致其行为模式的改变。未来的不确定性也会让孩子感到焦虑。针对这些，作为家长，可以从以下几个方面入手：

（1）鼓励孩子尽可能地完成这个年龄段该做的事（比如上学），

同时让孩子尽可能多地参加社会活动和学校生活（如功课、学生活动等）。

（2）鼓励孩子多和同龄朋友相处，或者通过电话等方式沟通。如果医生允许，可以邀请孩子的朋友前来探访。

（3）鼓励孩子独立完成生活中力所能及的事情，比如洗澡、穿衣、吃饭等。

（4）耐心倾听孩子关于自身感受与情绪的表达，并告诉孩子，疾病和治疗会给人们带来各种各样的感受与情绪，这些都是正常的。

（5）鼓励孩子用平常心来看待自己的情绪，尤其是一些负面情绪，比如负罪感、愤怒、难过等。

（6）鼓励孩子找到自己有安全感的方式来表达情绪（尤其是愤怒），比如聊天、散步、写日记等。

（7）发现孩子的优点及值得赞扬的行为，经常给予孩子表扬和肯定。

（8）只要可以，尽量让孩子独立为自己做决定，并尊重他们的决定。

（9）尊重孩子的隐私，如使用浴室、打电话、发邮件、写日记等。

（10）给孩子一定的私人时间。

（11）坦率诚实地回答孩子关于未来的问题，并帮助孩子对未来进行规划。

（12）鼓励孩子尽可能多地参与到治疗计划中。如果各方面条件允许，可以让孩子参与和医护人员的交谈。

孩子患上白血病后，家长可能需要面对哪些负面情绪？

孩子患病期间，家长往往需要面对恐惧、愤怒、抑郁或自责的情绪。

刚刚确诊时，恐惧是家长中非常常见的心理状态。对疾病的未知、未来的不确定性、治疗中陌生环境带来的压力，都可能会引发恐惧。

有的家长可能会感到愤怒，可能是因为感到命运的不公，也可能是因为生活发生了翻天覆地的改变。也有的家长会感到自责，认为是因为自己的疏忽或者错误，才使得孩子患上了白血病（但事实上并非如此）。

此外，孩子患病带来的巨大孤立感也可能会让家长陷入抑郁中，伤感和伤心都是很正常的情绪。家长可能会感到悲痛、想哭、食欲衰退或暴饮暴食、对事物失去兴趣等。有的家长甚至会感到精神萎靡、注意力不集中、无法处理问题，以及其他的身体症状，比如胸闷或头痛。

如果家长同时还需要面对来自其他方面的压力，例如事业、婚姻状况、自身情绪等问题，可能会经历更多的类似情绪。

在大多数情况下，产生这些情绪都是正常的。对于大多数家长来说，在逐渐适应、调节以及与亲友的交流后，慢慢都能够应对这些情绪。如果有条件，寻求专业心理工作者以及社工的心理支持，会有非常大的帮助。

除此以外，还可以多与其他患儿的家长交流，彼此分担与陪伴、相互支持，积极地学习一些应对方式，来更好地处理和应对。

家长如何在心理上更好地面对孩子患病这件事？

作为父母和照顾者，家长很容易忽略自身的需求。但其实，家长只有照顾好自己，才能更好地照顾好孩子，也才能给孩子带来榜样的力量。

（1）多和亲友、医护人员、心理工作者及其他患儿家长倾诉、交流，坦率地谈论自己的感受。也可以加入一些家长互助群。这样的交流不仅有助于更好地面对各种情绪，有时也能获得一些实质的建议和帮助，让家庭更好地渡过难关。

（2）尝试多种解压方法，比如散步、交谈、读书等，找到适合自己的方法。需要注意的是，在某些情绪（比如愤怒）的支配下，我们很容易通过吵架、暴力来发泄情绪，但这些行为并不能解决问题，甚至不能很好地处理情绪。因此，家长需要多摸索安全的解压方法，找到最适合自己的方式。

（3）向亲朋好友寻求支持和帮助。可以请他们帮忙分担一些生活中的事务，比如购买生活必需品、做饭、打扫卫生或接送孩子上下学。

（4）在和亲友交谈时，试着多谈论孩子病情以外的话题，可以避免放大负面情绪，让情绪更加平稳。

（5）和孩子谈论病情时，多倾听孩子的感受和想法。

（6）与配偶及其他家人共同承担面对孩子病情的责任，可以轮流在医院照料孩子，并在生活的其他方面分工合作。这样家人之间可以互相支持，也可以减少矛盾的可能。

（7）可以尝试通过网站、博客、微博、微信等方式与更多人沟通。

（8）如果心理方面的问题已经严重影响生活，就需要寻求专业心理咨询等方面的帮助。

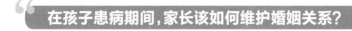

在孩子患病期间，家长该如何维护婚姻关系？

白血病的治疗时间可能会比较长，会给家庭生活带来巨大的影响。许多家长会尝试在工作的同时，尽量保持日常生活节奏不变，并同时尽量满足孩子及家庭的各种需求。这样的生活常常会让家长感到疲惫，有时还需要面对经济压力。这些可能会使夫妻双方很难找到足够的时间相处与沟通，对孩子病情的挫败感与愤怒也会影响夫妻双方的感情，因此会给婚姻关系带来压力。以下几点可能会对此有所帮助：

（1）尊重对方面对孩子病情的方式。每个人面对压力的方法不尽相同。有的人会回避问题，甚至用忙碌工作来麻痹自己；有的人会哭泣或生气；有的人会通过寻找病情资料缓解压力；还有的人会变得沉默。夫妻双方需要理解和尊重对方面对孩子病情的方式，尝试了解对方接受孩子病情的程度。

（2）保持沟通。在有压力的情况下，双方更需要通过沟通来交流彼此的感受。沉默容易造成误会。尽管在孩子生病时，夫妻双方都会很忙碌，但还是需要留出时间来彼此沟通，以保持关系的亲近，并且彼此支持，共同做出决定。

（3）接受改变。孩子的病情可能会导致家庭中的角色发生改变和调整，这可能会造成一定的压力。夫妻双方需要意识到哪些改变是必需的。对这些改变予以接受，有利于双方的心理健康。

（4）夫妻双方需要共同承担照顾孩子责任，比如：共同了解癌症的诊断和治疗；共同照顾家中的其他孩子；理解对方，将对方看作战友，尽量不要用指责批评的语气来说对方；同时，可以接受亲朋好友的帮助，来分担一些照顾孩子的压力。

（5）学会倾诉。夫妻在生活中，有时难免会对对方产生埋怨、误会或不满。除了积极与对方沟通以外，还可以向亲友倾诉，寻求亲友的开解。有时我们换一个角度看待问题，很多误会都会自动解开；多一个人共情和理解我们，我们也会得到很大的心理支持。

在孩子患病期间，是否还应该管教孩子？

在孩子生病期间，家长常常会觉得需要对孩子予以特殊的关照，来弥补病痛带给孩子的折磨。这没有问题，但过度纵容容易引发问题。因为事实上，孩子需要家长为他们树立规则，被要求遵守规则可以给他们带来安全感。如果家长过分纵容孩子，他们会觉得自己的病比想象中严重。

同时，在孩子身体不舒服的时候，他们容易表现得不成熟并更加依赖家长，疼痛及治疗（例如固醇类药物）的副作用会使孩子变得更加敏感急躁，显得难以管教。而且，在患病过程中，孩子会受到来自家庭成员和亲友更多的关注，孩子可能会习惯于此，并希望这种特殊对待持续下去。当这种特殊对待结束的时候，对孩子的管教往往容易出现问题。对此，家长可以从以下几个方面着手：

（1）为孩子制定清楚明确的要求和规则，这些要求和规则需要前后一致，并且适合孩子的年龄。

（2）对孩子的要求和规则需要根据孩子的具体情况适当进行调整。比如，在孩子不舒服时，不一定需要在每次要求的时候都说"请"和"谢谢"。

（3）不要体罚孩子，用其他惩罚来代替，比如：可以尝试让孩子单独在一旁冷静一会儿，或暂时剥夺他的某种小权利。

（4）对孩子好的行为及时表扬，让孩子有动力持续下去。

如何帮助孩子应对化疗造成的脱发？

刚开始脱发时孩子可能不太容易接受，有时会感到生气、忧郁或无奈，家长可以多和孩子沟通，帮助孩子把不良的情绪发泄出来，这会让孩子舒服一些。对于年龄较大的孩子，可以告诉孩子这只是化疗造成的暂时效果，当化疗结束后，头发会重新长出来的。

同时，孩子会比较在意自己的外表。家长可以和孩子商量，给孩子买一顶他（她）喜欢的假发、帽子或头巾。

如何关注白血病儿童康复后的心理健康？

家长应当引导孩子以积极的态度正视疾病、接纳自己身体的变化。白血病及治疗的过程对孩子是个很大的挑战。疾病和治疗造成的身体变化和痛苦、治疗期间被隔离而缺少外部同伴接触、学业的落后以及担心自己不被同伴接纳等，都会影响孩子的心理健康。在治疗的过程中，在保证卫生的前提下，多鼓励孩子维持外部接触、和同学朋友一起玩儿；在条件许可的情况下，重回校园，尽早重新融入社会生活。如果孩子有心理困扰，可以请心理医生进行干预。白血病患儿由于在童年时期经历了特殊的磨难，他们往往比其他儿童意志更坚强，希望家长们树立信心。

如果孩子不幸离开，如何让他（她）最后的时刻过得舒适一点？

尽管儿童白血病的治愈率相当高，但有时，我们不得不面对孩子将要不幸离开的事实。在最后的时刻，家长依然可以做一些事情，让孩子走得更加舒适安宁：

（1）在最后几天，有些孩子可能会感到疼痛加剧、恶心、缺氧，甚至焦虑和恐惧。这会让他们变得混乱且激动，甚至无法入眠，情绪不安。这时，家长需要做的是去检查是否有明显的原因致使孩子不适，比如，孩子是不是尿床了、太冷了或太热了，或者是否需要改变一下姿势。同时，家长还可以轻声跟孩子说话，保证自己一直陪在他（她）身边，握住孩子的手，抚摸孩子的脸，等等。这些都有助于减轻孩子的焦虑，提升他（她）的安全感。家长还可以给孩子播放音乐或视频，给孩子讲故事，这些也能够让孩子获得心理慰藉。

（2）如果孩子持续表现得不安或痛苦，可以寻求专业人员（如儿童舒缓治疗专业团队）或医护人员的帮助。专业人员和医护人员能够更好地判断孩子的状况，使用止痛、镇定或其他药物减少孩子的不适。

（3）如果孩子出现恶心或呕吐，可以将饭菜换成清淡好消化的少量食物。同时，最好避免在孩子周围出现强烈的刺激性气味，比如油烟味、空气清新剂、香水味等。如果情况严重，可以联系医护人员使用抗呕药物（或止吐剂）。

（4）如果孩子对饮食失去了兴趣，但嘴部发干，可以用吸管、勺子或注射器给孩子喂点饮料，也可以用浸湿的海绵滋润嘴部（如果孩子已经意识不清，一开始可能会咬住海绵，不过只要家长一直抓住海绵，孩子最终会松口），还可以让孩子含一块冰块，或者给孩子擦润唇膏。

（5）如果孩子出现大小便失禁，可以使用尿布、一次性尿垫或一次性床单让孩子保持干爽得体。在某些情况下，也可以咨询医护人员，看是否需要用排尿管导出尿液。

（6）有的孩子手脚的末端血液循环通常会变慢，这时，他们手脚的皮肤摸起来会有些凉，看上去偏白、偏蓝或者有一些斑点。家长可以给孩子穿上喜欢的袜子，给手脚盖上垫子或毯子，这会让孩子感到舒服一点。有时，轻柔的按摩可能也会有帮助，可以咨询医护人员是否可以给孩子按摩以及如何按摩。

（7）要记住，在这段时间里，家长最重要的使命就是待在孩子身边陪着他（她）。

> **如果孩子状态不好，看上去已经陷入昏迷，陪伴和交谈还有意义吗？**

有时，病痛和药物可能会让孩子看上去陷入睡眠，无法交谈，但有的孩子可能仍然能听到家人的声音，此时的交流依然有意义。因此，家长可以继续用安静缓和的语调和孩子说话，也可以用其他方式让孩子知道家长陪在身边，比如，握住他们的手，念读物给他们听，或者播放一些他们喜爱的音乐，甚至可以借此机会讲一些对双方都很重要的话。能听到家人的声音，知道家人在身边。这可以让孩子感到安慰和放心。

如果孩子将要不幸离世，家长该如何面对这件事？

对一个家庭而言，孩子的离开是痛苦的爆发，没有任何家长可以准备充分到完全能够接受孩子的去世。哪怕对孩子的离开早有思想准备，但在孩子真正离开的那一刻，家长还是会受到强烈的情感冲击——家长可能会被悲伤淹没，也可能想独处一会儿，或者想给家人和朋友打电话。

对于家长来说，需要意识到的是：在孩子离开之前，最重要的事是用一段比较私密的时间，和孩子待在一起，与孩子进行有意义的告别。这里有些可能有用的小建议：

（1）在孩子离开前，帮助孩子完成未完成的心愿，让孩子知道家人爱他（她），并会永远记住他（她）。

（2）和孩子一同制作纪念品，比如纪念册、保存孩子的头发或私人物品等，还可以和孩子一起给孩子喜欢的亲友写信。

（3）和孩子一起度过私密的时光，一起听孩子喜欢的音乐，抱着孩子与他（她）交谈，还可以和孩子一起睡觉。

（4）有的孩子会陷入嗜睡，难以清除口腔中的分泌物，使得呼吸声变得粗重。这种呼吸本身并不会给孩子带来痛苦，但可能会让家长倍感煎熬。这时，可以播放一些背景音乐来分散对于呼吸声的注意力。条件允许的话，家长也可以在孩子的身边躺下，这可能会有助于减轻孩子的呼吸声。

（5）在最后的时刻，有时有的孩子会发生"周期性呼吸"现象，即暂时停止呼吸，然后再次开始呼吸，中间的暂停可能会持续几个小时甚至更久，而且很难预测呼吸是否会彻底终止。这种呼吸不会给孩子带来痛苦，但对于家长来说却是一种折磨。家长需要提醒自己，此时最重要的事情，就是在孩子身边陪伴着他（她）。

（6）家长也可以与亲朋好友交谈，向他们倾诉自己的情绪，亲友的支持往往能起到很大的帮助。

后 记

儿童白血病是儿童最为常见的癌症，也是普通大众听说得最多的儿童癌症类型。但当孩子不幸面临白血病的时候，家长心中往往依然充满了疑问。我们希望，这本书可以解答这些疑问，让家长和孩子对疾病、对未来有更加清晰而科学的了解，驱除未知造成的迷茫与恐慌，用更加积极的心态战胜疾病。

这本书的编写制作小组由 5 位向日葵儿童全职工作人员组成：严青、戴依伊、左佳、周优、李治中。在编写过程中，我们得到了许多人的支持和帮助。

首先，我们要对参与审核本书内容的专家们致以诚挚的谢意。下列所有专家都无偿为这本书进行了专业审核，他们耐心而细致的审核保证了这本书的科学性与准确性（专家名单按姓氏笔画排序）。

马　军　哈尔滨工业大学附属第一医院血液病肿瘤研究所主任医师、教授

王坚敏　上海交通大学医学院附属上海儿童医学中心血液 / 肿瘤科副主任医师

汤静燕　上海交通大学医学院附属上海儿童医学中心血液 / 肿瘤科主任医师、教授

孙炜丽　美国执业儿科医生、美国执业儿童血液肿瘤医生、美国南加州大学儿科客座副教授

孙晓非　中山大学附属肿瘤医院儿童肿瘤科主任医师、教授

孙凌霞　美国注册营养师、美国认证肠内肠外营养支持医师

李建新　华中科技大学同济医学院附属武汉儿童医院血液肿瘤科主任医师

李春富　南方春富（儿童）血液病研究院主任医师、教授

吴敏媛　首都医科大学附属北京儿童医院血液肿瘤中心主任医

师、教授

张乐萍　北京大学人民医院儿科主任医师、副教授

张慧敏　中国医学科学院血液病医院（中国医学科学院血液学研究所）儿童血液病诊疗中心护士长

张翼鷟　中山大学肿瘤防治中心儿童肿瘤科主任医师、教授

陈　静　上海交通大学医学院附属上海儿童医学中心血液 / 肿瘤科主任医师、教授

竺晓凡　中国医学科学院血液病医院（中国医学科学院血液学研究所）儿童血液病诊疗中心主任医师、教授

周　翾　首都医科大学附属北京儿童医院血液肿瘤中心主任医师、副教授

周晨燕　四川省人民医院儿科副主任医师

周敦华　中山大学孙逸仙纪念医院儿科主任医师、副教授

胡　群　华中科技大学同济医学院附属同济医院儿童血液科主任医师、教授

胡绍燕　苏州大学附属儿童医院血液科主任医师、教授

费　俊　上海交通大学医学院附属上海儿童医学中心临床营养科主管营养师

徐晓军　浙江大学医学院附属儿童医院血液肿瘤科副主任医师、副研究员

高怡瑾　上海交通大学医学院附属上海儿童医学中心血液 / 肿瘤科主任医师、渥太华 - 上海联合医学院客座教授

唐　婧　国家职业心理咨询师（二级）、NGH 美国催眠师学会催眠治疗师

童春容　北京博仁医院血液一科主任医师

蔡瑞卿　中山大学肿瘤防治中心儿童肿瘤科护士长

翟晓文　复旦大学附属儿科医院血液科主任医师

同时，我们要感谢参与本书内容整理的向日葵儿童志愿者们（按姓氏笔画排序）：王青程、王彦文、汪海波、陈业、迟深、周治君、赵冰清、高源源、黄蔚、魏蓉。

感谢插画师勺子，她结合向日葵宝宝的形象，为这本书配上了明快而富有童真的插图。

我们还要感谢清华大学出版社的胡洪涛和王华两位编辑。这本书的出版离不开他们的鼎力支持。

我们所有人的努力，都是为了一个共同的愿望：希望科学与知识能够赶走迷茫与恐惧，希望每一位白血病小朋友都能早日战胜疾病，恢复健康！

专业点燃希望！